100歳まで体が自由に動く

自分で治せる！
腰痛解消
18のメニュー

超簡単！
1日5分

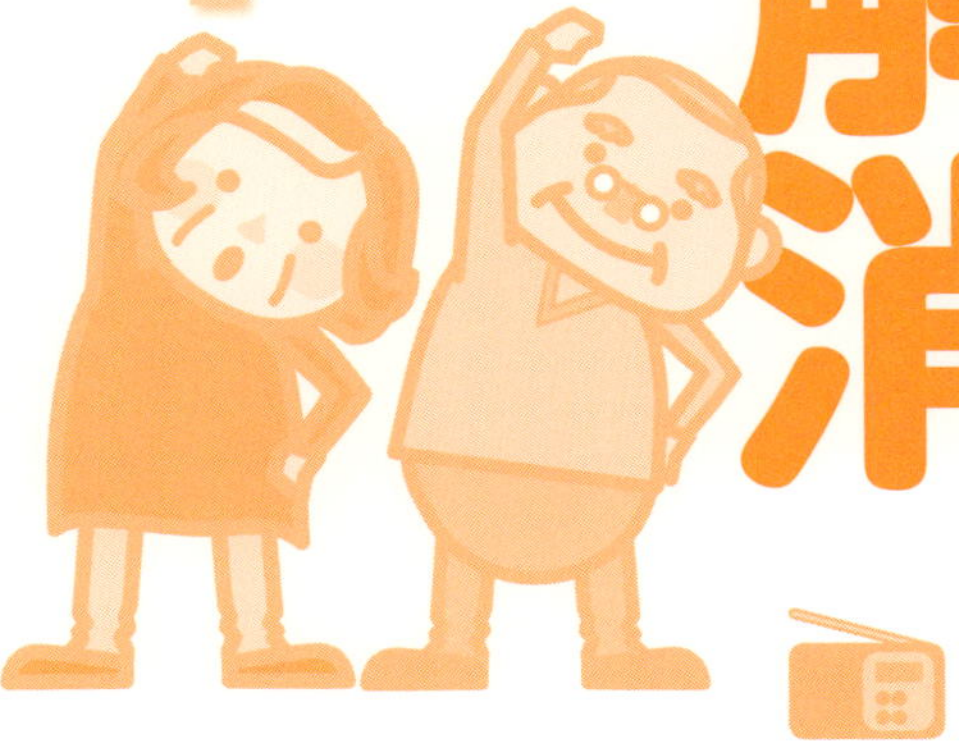

南越谷健身会クリニック院長
周東 寛
Hiroshi Shuto

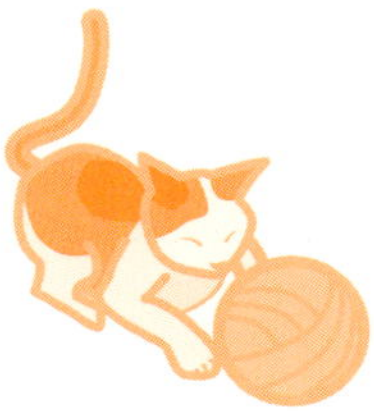

コスモ21

自分で治せる！　腰痛解消18のメニュー

カバーデザイン◆中村　聡
本文イラスト◆和田慧子

はじめに

60代の4割が腰の痛みで悩んでいる！

「自分は腰痛持ちだ」と思っている人が、日本にはどれくらいいるかあなたはご存知ですか？

厚生労働省の調べによると、なんと推定2800万人。日本人の4人に1人が腰痛に悩んでいるという計算になります。なお、もっとも腰痛に悩んでいる人が多い世代は60代。なんとその4割近くの人が腰痛を持っているのです。

60代といえば、仕事や子育てなどを卒業し、「これからの新たな人生を大いに楽しもう!!」と思っている人、「現役でがんばろう」と考えている人など、いろんな人がいらっしゃると思います。どんな生き方であれ、これからまだ続く人生を、腰の痛みとともに過ごすのは誰だってイヤですよね。

腰の痛みを甘く見ていると……

とはいえ、腰に痛みがあってもきちんと対処をしていない人がかなりいます。動けない、立ち上がれない、歩けないといった激痛のときならば、病院へ行って治療を受けるなどしますよね。一方、腰が重だるい、動かすと痛い、違和感がする、といった程度では、痛みをやり過ごしてがまんするといったケースが多いのです。

しかし、そういった軽い痛みでも、しっかりと改善に取り組む必要があります。なぜなら痛みを放っておくと、

> 腰の痛みが慢性化→腰をかばった動作が日常化→筋力などが低下→転ぶ・つまずく→寝たきりになる……

といった最悪のパターンを招きかねないからです。

もちろん、医療機関での治療を受けた場合でも油断は禁物です。

「腰痛になった」ということは、そもそも腰になんらかの弱いところがあり、そこへ運動不足や悪い姿勢、歩き方のクセ、肥満といった「腰に悪い生活習慣」、または「衝撃」が加わったせいだと考えられています。それらの原因をすべて取りのぞかなければ、再び腰に痛みが起こる可能性は高いまま。寝たきりへ進む道のとば口に立っていることに変わりがないのです。

取り返しがつかなくなってから、「なぜ、あのときに」と後悔しないためにも、重い、軽いにかかわらず腰痛改善はいち早く始めることが重要。どんな腰痛も甘く見てはいけないのです。

腰痛は自分で治すことができる！

腰痛を起こす要因には、筋力の低下や骨の劣化を招く運動不足などの生活習慣が大きく関わっています。つまり、その生活習慣が改められれば、多くの腰痛は改善していきます。とくに筋力については運動の習慣が腰痛対策に有効なことがわかっています。しかも、筋肉は体内ホルモン分泌のスイッチの役割も担っているため、軽い筋肉痛が起こるくらいの運動をすることでホルモンバランスを整えることもできます。

ところが、残念なことにどんな名医であっても生活習慣だけは改善できません。できるのはこの世でただ一人、自分です。逆に「腰痛は自分で治すことができる」といってもよいでしょう。

本書では、1日5分ほどあれば誰にでも簡単にできる腰痛解消のメニューを中心に、食べ物や姿勢、体の動かし方といった生活習慣の改善ポイントを詳しく紹介しています。どれもが今日からすぐに始められることばかりです。

人生60年、70年というのはとっくに昔の話です。今や80代をこえて90代を健康で過ごし、100歳まで生きる時代。だからこそ、今すぐに腰痛ときっぱり縁を切っておきましょう！

周東　寛

もくじ◎自分で治せる！　腰痛解消18のメニュー

1章　3つの不調が腰痛を起こす！

2章　腰痛を予防・改善する超簡単18のメニュー

3章 ちょっと生活習慣を変えるだけでこんなに違う！

1章

３つの不調が腰痛を起こす！

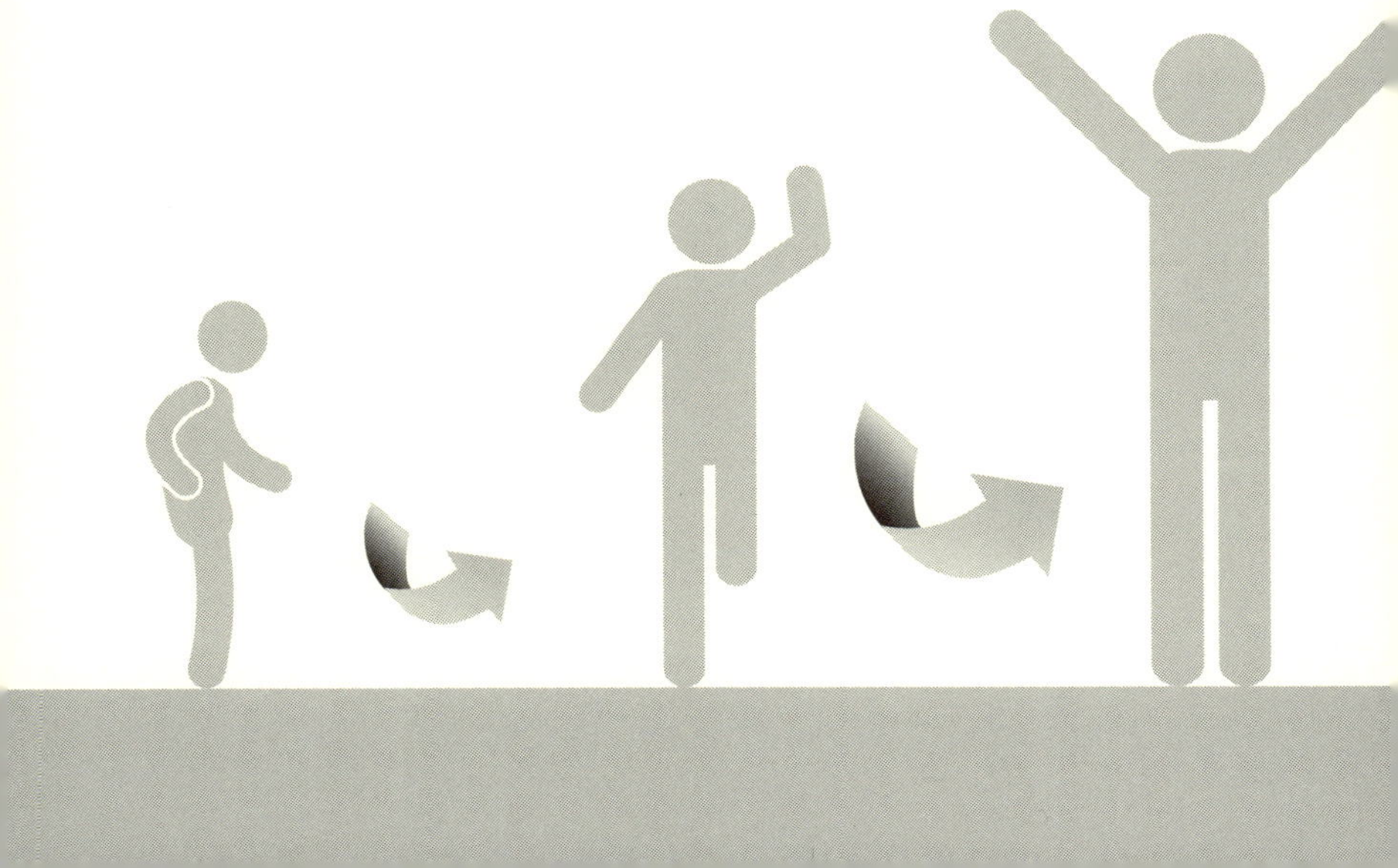

腰のしくみが腰痛を招く⁉

同じ太さの脚が2本付いている椅子と、4本付いている椅子があったとします。安定感があるのは、だんぜん4本脚の椅子です。座面がしっかり支えられており、座ってもぐらつかないはずです。いっぽう、2本脚の椅子は、安定感が心もとないでしょう。上に座るときには、慎重にバランスをとらなければ、容易に倒れてしまうと簡単に想像できます。

2本の足で体を支えて立って歩く人間は、この2本脚の椅子のようなもの。重い体を支え、倒れないように重心をとる腰や足には常に負担がかかっています。

腰から首までには、人間の屋台骨というべき背骨がカーブを描いて通っています。背骨は、正式には脊柱《せきちゅう》といい、椎骨《ついこつ》というブロック状の骨が重なってできています。上から頚椎《けいつい》7個、胸椎《きょうつい》12個、腰椎《ようつい》5個が順に並んでいます。

本来、腰痛といった場合、腰椎が5つ並んでいるあたりの痛みを指します。しかし、

［腰のしくみと椎骨］

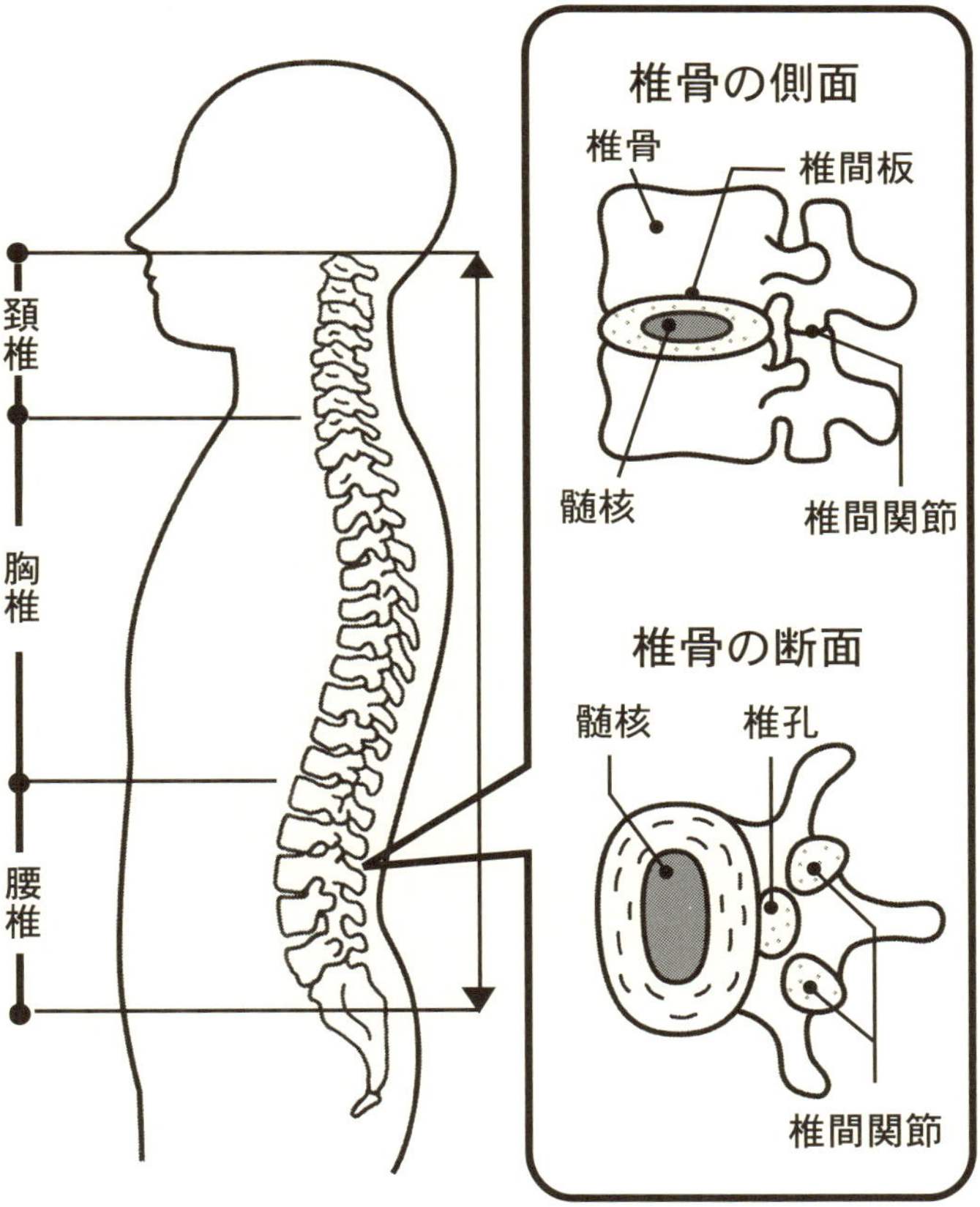

それより下の部分、お尻に生じる痛み（坐骨神経痛など）や背中の痛みなども、腰痛に含むことがあります。

ちなみに腰や背中、首を曲げたり、反らしたり、ひねったりできるのは、椎骨と椎骨の間にある椎間板のおかげ。椎間板はやわらかな組織で、骨をつなぐ関節のような働きをするほか、骨同士がぶつかってきしむことがないよう、衝撃を抑えるクッションの役割もしています。

背骨のカーブの下側部分に位置する腰は、首と並んでもっとも頻繁に動かす背骨の部位です。ましてや上半身の重みがずっしりとかかり、なかおつ、バランスをとったり、上半身と下半身をつなぐ役目まで担っています。となれば、トラブルが生じて痛みが起こりやすくなるのは当然。

腰に痛みが起こるのは、人間の体のしくみ上、仕方がないことだといっても過言ではないでしょう。そして、この弱点である腰と「いかに上手につきあうか」が腰痛改善のポイントです。

腰痛の85%は原因が特定されていない

腰が人間の弱点であることはわかっていますが、何が痛みの原因となっているのかは、実はよくわかっていません。

ある調査によると、痛みの原因が特定できる腰痛（「特異的腰痛」といいます）は、全体のわずか15%しかないといわれています。

ですから、それ以外の85%の腰痛は「非特異的腰痛」といわれて原因が特定しきれていません。その多くは「慢性腰痛」や「急性腰痛」などと呼ばれています。

しかしながら、最近ではMRI（磁気共鳴画像）やCT（コンピュータ断層撮影）などの画像検査が発達してきたおかげで、腰椎の小さなズレや脊柱管《せきちゅうかん》（脊柱の椎骨の椎孔《ついこう》と呼ばれる孔が上下に連なってできた管状の空洞）のわずかな狭まりなど、さまざまな痛みの原因が判明してきています。そのため、以前よりも原因がわかる腰痛が増える傾向があります。

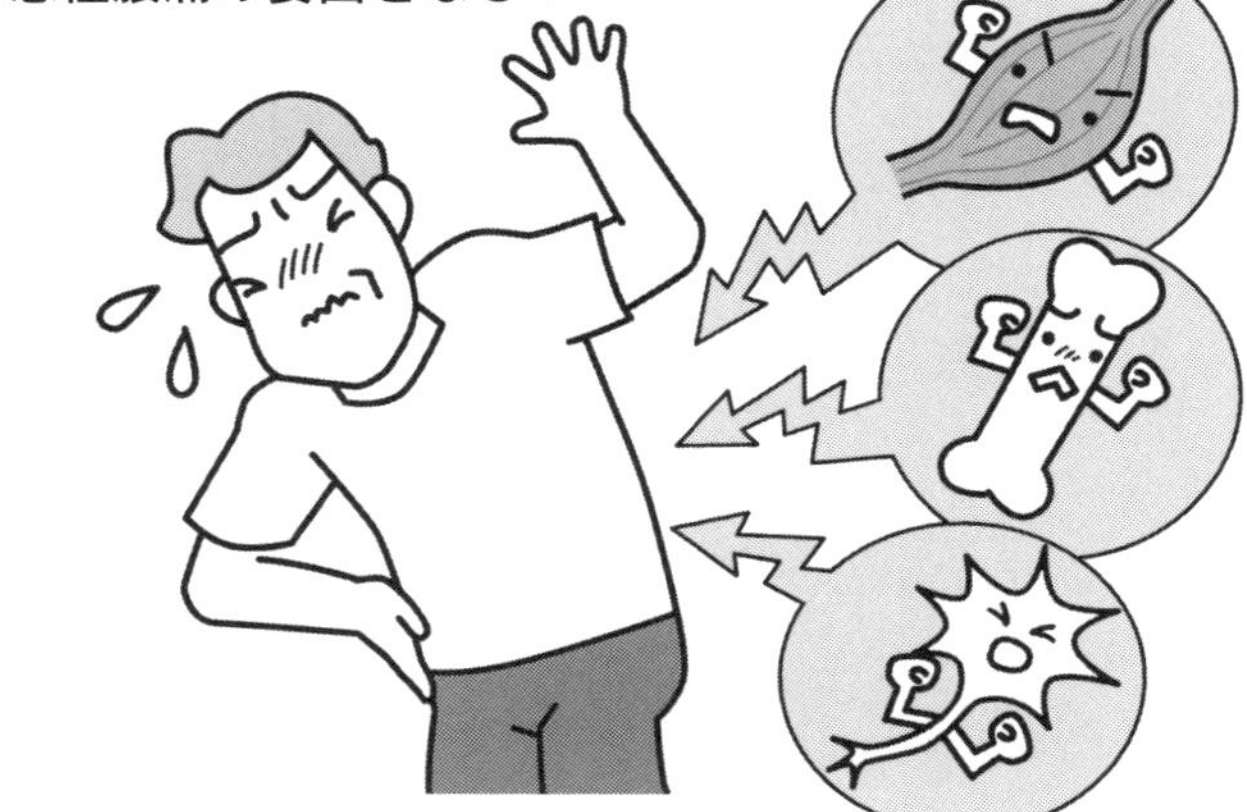
筋肉や骨、神経の不調が慢性腰痛や
急性腰痛の要因となる！

私の経験上、原因が特定しきれない腰痛、いわゆる慢性腰痛や急性腰痛のほとんどは、腰の筋力の衰えや骨の弱まり、末梢神経の損傷といった、「筋肉や骨、神経の不調」が要因となって生じています。

これらの不調はやっかいなことにレントゲンやMRI、CTなどの画像検査ではわかりにくいものです。また、人によってあらわれ方も度合いも千差万別。同じ程度の不調でも、ひどい腰痛になる人もいれば、まったく腰に痛みを起こさない人もいます。

また、不調はひとつだけとは限らず、それぞれが重なることもあります。そうした結果、腰痛の多くは「原因が特定しきれない」とさ

■腰痛のほとんどは原因がわからない

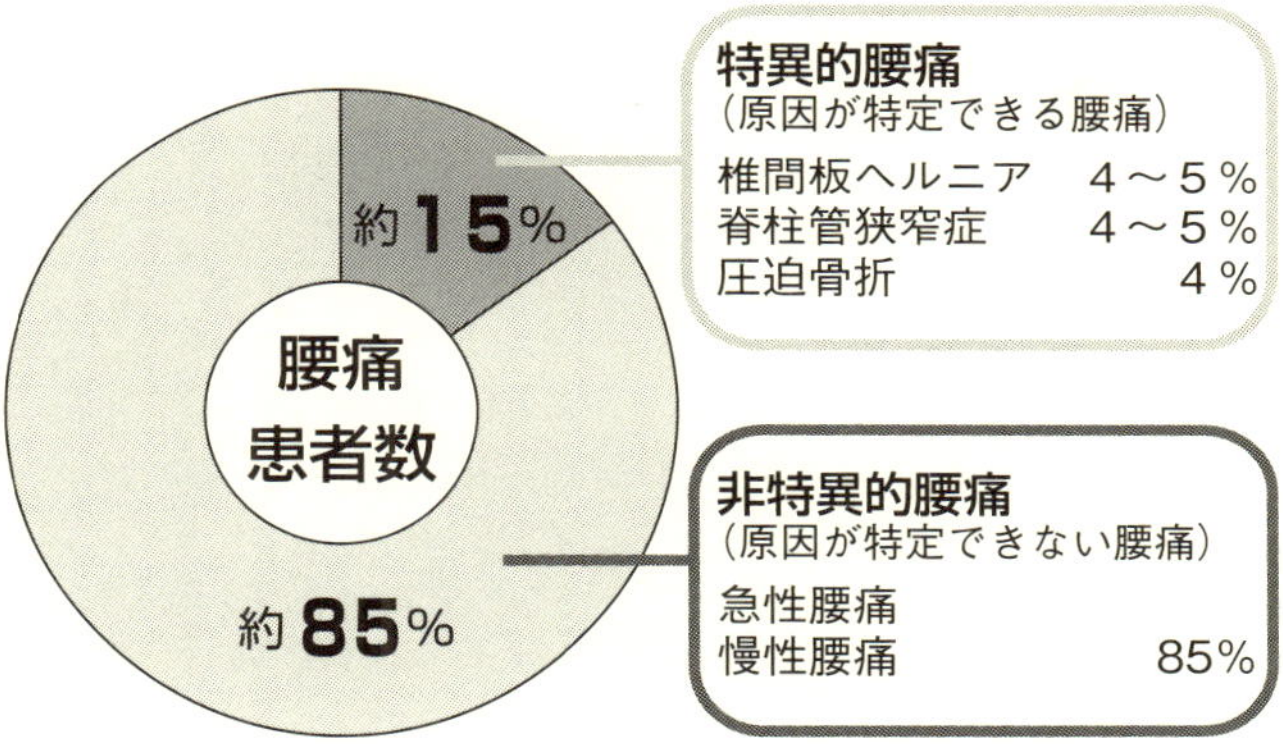

出典：JAMA268：760・765、1992

れているのだと私は考えています。

なお、原因が特定できる腰痛であっても発症の素地には、筋肉や骨、神経の不調が隠れています。これらもあわせて改善していかないと、再発に苦しめられたり、なかなか症状が軽くならなかったりします。

ゆえに**すべての腰痛は、「筋肉や骨、神経の不調」を改善することが解消の第一歩**となります。3つの不調を起こさないことがいちばんで、起こってもすぐに改善することで、腰と上手に付き合うことです。

まずは、次の「腰の不調チェック」で、筋肉や骨、神経のどれに不調が起こっているのかを知ることからはじめてみましょう。

自分でできる「腰の不調チェック」

どんなときに腰が痛むのか？

どうすれば痛みがやわらぐのか？

ジンジン痛い？

それとも、ピリピリ痛い？

腰の状態や痛み方、日ごろの生活習慣などを振り返ってみましょう。

このチェックでは、不調が筋肉や骨、神経のどこに生じているのかがおおよそわかります。また、どのように対処すればいいのかのヒントも示しておきますので参考にしてください。

ただし、これはあくまで目安です。もっと正確に知りたい場合は、整形外科医など専門医の診断を受けましょう。

●痛みの発生状態チェック

腰はどんなときに痛みますか？
どうすると痛みが軽減しますか？
該当するものにチェックしてください。

設問1

①車を長時間運転したとき、椅子にずっと座っていたときなどに痛くなる……□
②長時間歩いた後や運動をした後などに痛む……………………□
③お風呂に入って体が温まると痛みがやわらいでくる……………□
④マッサージをしたり、もんだりしても、痛みが軽くならない………□

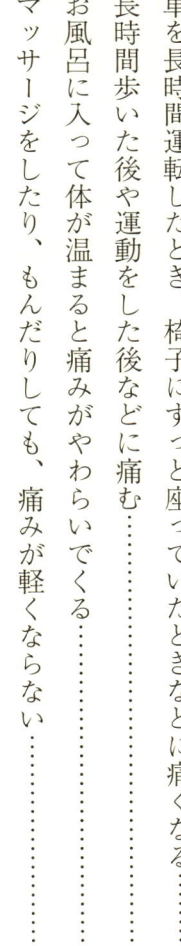

チェックの結果

①または②に該当する人……筋力が低下しているると思われます。

対策 筋力が低下していると、同じ姿勢を長時間続けたり運動をしたりした後に、筋肉に疲れや緊張が生じて、腰に痛みが出やすくなります。同じ姿勢を続けないようにするとともに、運動で適度な筋力をつけるようにしましょう。

③が該当する人……筋肉がこわばっているようです。

対策 温めると痛みがやわらぐ場合は、筋肉がこわばって血行不良に陥っている可能性があります。腰まわりを冷やさないようにするほか、ストレッチ運動で筋肉をほぐして血行促進に努めてみてください。

④が該当する人……筋肉・骨格のゆがみで**神経に不調**があると思われます。

対策 末梢神経の損傷の多くは、筋肉や骨に末梢神経が圧迫されて起こります。もめばもむほど痛みが増すこともあるので、注意が必要です。炎症が治まるまでは安静にしていることが必要ですし、専門医の診断を受けてください。痛みが落ち着いてきたら、骨格や筋肉のゆがみを正す運動や生活習慣にも取り組みましょう。

●生活習慣のチェック

あなたの日ごろの習慣など、該当する項目にチェックしてください。

設問2

①歩いたり、体を動かしたりするのがつらく感じる……□
②季節を問わず、手足が冷たい……………□
③姿勢が悪いと言われるようになった…………□
④左右の靴のかかとの減り方が違う……………□
⑤最近、骨量が減ってきた……………………□

チェックの結果

①が該当する人……筋力が低下していると思われます。

対策 運動不足で筋力の低下が疑われます。歳を重ねても、適度な運動を行なうことで筋力アップは可能です。無理をしない範囲で運動を行なってください。

②が該当する人……筋肉のこわばり・骨格のゆがみがあるようです。

対策 真夏でも手足に冷えを感じる人は、血行が悪くなっていると思われます。血行不良は筋肉のこわばりが主な原因です。筋肉の衰えや骨格のゆがみが影響していることもあります。筋力をつける運動や骨格を正す運動を心がけましょう。

③または④が該当する人……骨格のゆがみがあると思われます。

対策 生活習慣や加齢、運動不足、肥満などによって骨格はゆがみ、その結果、姿勢が悪くなってしまいます。靴のかかとの減り具合が左右で違ったり、一カ所ばかり減ったりするのも、骨格がゆがんで体のバランスがくずれている証拠。骨自体が弱くなって生じる場合もあれば、筋力の低下によって骨格が支えづらくなって起こる

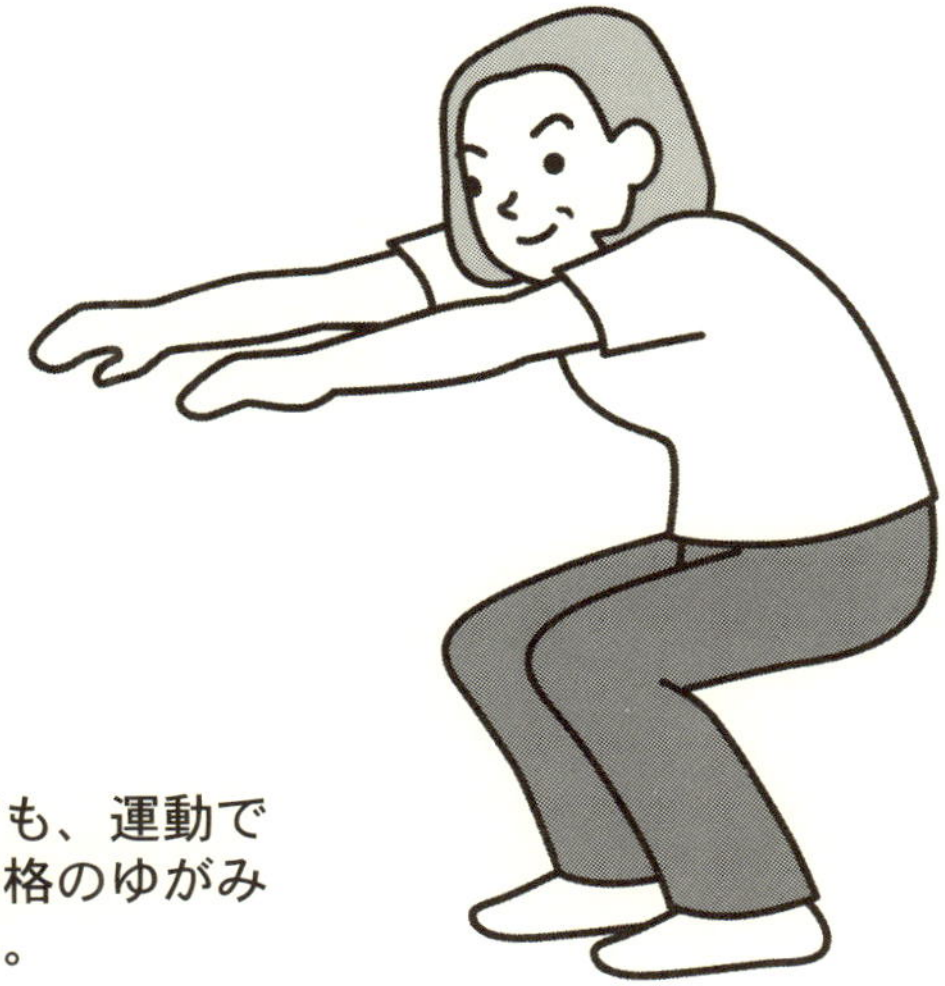

何歳になっても、運動で筋力不足や骨格のゆがみは改善できる。

こともあります。骨を丈夫にする運動や生活を送るとともに、筋力アップをはかってください。

⑤が該当する人……骨密度の低下があるようです。

対策 骨の密度が減ってスカスカになる病気「骨粗しょう症」になっていませんか？　女性に多い疾患ですが、男性も70歳以降あたりからどんどん増えるので、用心してください。骨密度の低下で骨格がゆがみ、痛みが生じていることもあります。骨量を増やす工夫を生活に加えていきましょう。

●痛み方チェック

腰はどのように痛みますか?
あてはまる項目にチェックしましょう。

設問3

①痛む部位の筋肉がジンジンして熱っぽい……□
②筋肉が張って痛む……□
③ピリピリしびれるように痛む……□
④動かすと痛みが起こり、ジッとしていると痛みがやわらぐ……□

チェックの結果

①または②に該当する人……筋肉の使いすぎが関係しているようです。

対策 熱を伴う痛みがあるとき、筋肉はほぼ炎症を起こしています。ケガなどの心あたりがないなら、筋肉の使いすぎであるケースがほとんどです。また、筋肉が張って痛む場合も、使いすぎであることが多いと考えられます。筋肉を休めるとともに、筋力が低下して筋肉が疲れやすくなっている面もあるので、まずは、軽い運動で筋力低下を解消するようにしましょう。

③または④に該当する人……神経に不調があると思われます。

対策 神経と関わる痛みの特徴のひとつに、ピリピリ、チリチリといったしびれがあります。体を動かしたときに痛み、安静にすると痛みが消えるのは、骨や筋肉などが神経に干渉して痛みが起こっているからです。安静にすると干渉が解消されるため、痛みがやわらぎます。一度、専門医に詳しく調べてもらいましょう。なお、骨や筋肉が神経に過度に干渉するのを改善するためにも、適度な運動が役立ちます。

腰痛の原因となる「筋肉・骨・神経の不調」とは？

筋肉の不調のみ、骨の不調のみ、神経の不調のみといったように、ひとつだけの原因で腰痛が起こっていることはまれです。**ほとんどの場合は、不調が2つ、または3つと重なっています。**

その理由は、**筋肉と骨と神経はもともと複雑に影響し合っているからです。**

たとえば、骨格のゆがみは筋肉の疲労を招き、筋肉の疲労は神経の損傷を起こします。神経の損傷による痛みのせいで腰をかばう生活を続けていれば、骨格は少しずつゆがんでいきます。

すべての不調を改善するのがベストですが、まずはとくにつらく感じる部位の不調にターゲットをしぼって改善していくようにするとよいでしょう。

もし「筋力の衰えを感じ始めてから腰痛が起こった」、「骨量が低下してから腰が痛い」といったふうに原因がわかっている場合は、そこから改善していくようにしてください。
ここで、筋肉・骨・神経の不調について、もう少し説明しておきます。

筋肉の不調

・筋力の低下
・筋肉の疲労
・筋肉の血行不良
・筋肉の損傷
・筋肉バランスの乱れ（筋肉のゆがみ）など

骨の不調

・骨の弱まり（骨粗しょう症）
・骨格のくずれ（悪い姿勢）
・関節の損傷など

神経の不調

・末梢神経の損傷
・神経の圧迫
・交感神経の緊張など

〈不調を改善するポイント①〉「筋肉コルセット」を取り戻して筋肉の不調を正す

60歳以降の人の腰痛で、もっとも多いといわれているのが筋肉の不調です。なかでも「筋力の低下」は、多くの人が実感しています。

腰の深部にある筋肉（インナーマッスル）である大腰筋《だいようきん》や腸骨筋《ちょうこつきん》は、併せて腸腰筋《ちょうようきん》といい、背骨を支えて腰を守る「筋肉コルセット」の働きをしています。大腰筋や腸骨筋の筋力が低下すると、筋肉コルセットの効力ももちろん低下。腰を守りきれなくなって、腰痛が起こりやすくなります。

[腰を守る筋肉コルセット]

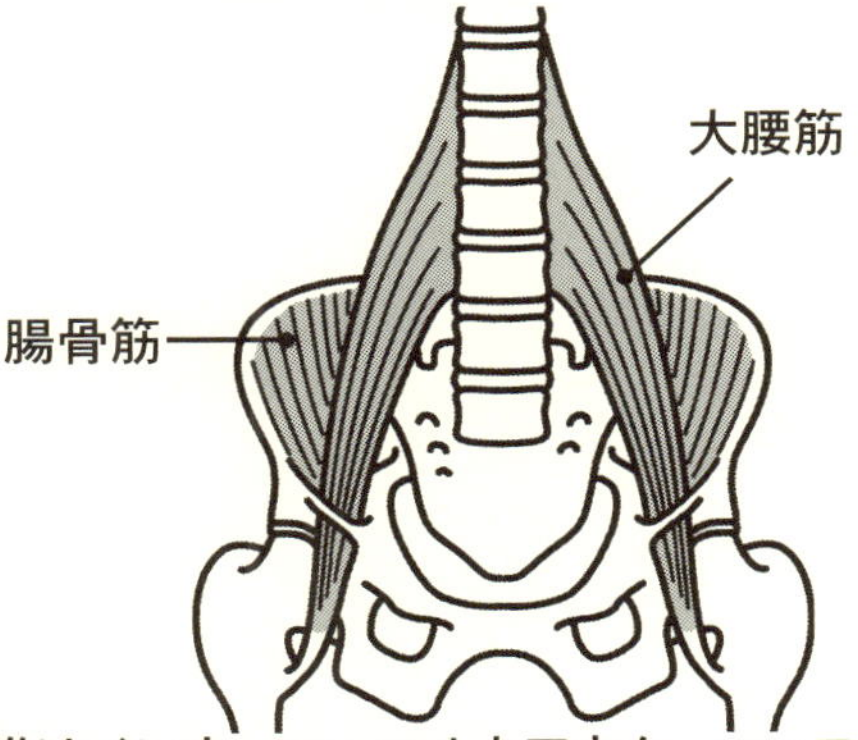

腰椎はインナーマッスルとアウターマッスルで支えられている。腸腰筋（大腰筋と腸骨筋）がしっかりすると、内側から腰椎を支える「筋肉コルセット」となる。

筋肉の量と筋力は相関しています。要するに「筋力が落ちた＝筋肉量が減った」ということです。ちなみに筋肉量のピークは30歳で、以降は年々減っていきます。その減少量は1年に約1％。70歳を迎えたとき、筋肉量は30歳のころの約3分の2になってしまいます。

「動く物」である動物は、体を動かすこと、つまり筋肉を使うことで筋肉量を維持しています。人間も動物の仲間ですから、体を動かすことで筋肉量を維持できます。

ところが生活が便利になって、日常では体を動かす機会がどんどん減っています。

家事は家電に頼って、歩く代わりに車や電

車を使う毎日。そんな生活が積み重なれば、筋力維持はずいぶんむずかしくなります。

さらに、歳を重ねると基礎代謝といって体を維持するためのエネルギー消費量が減ってきます。すると、食べる量は増えていないのに、自ずとカロリーオーバーになり、肥満に陥りやすくなります。太れば体を動かすのが億劫《おっくう》になり、運動不足に拍車がかかります。そこに、加齢に伴う骨や関節の衰え、細胞の老化、栄養漏出《ろうしゅつ》といって筋肉からアミノ酸やタンパク質が漏れ出る老化現象が加わって、体を動かすことが次第に困難に。その結果、加齢とともに筋肉量は減ってしまうのです。

幸いなことに、**骨や関節の衰え、細胞の老化や筋肉の栄養漏出は、運動で予防・改善が可能**です。なにより重要なのは、**何歳から始めても運動には筋力を取り戻す効果があること**です。

90歳クラスで陸上100メートルの世界記録を持ち、現在もゴールドマスターズの陸上選手として活躍する守《もり》田《た》満《みつ》さん（91歳）が、走ることを始めたのは69歳のときなのだとか。世界記録とまではいかなくても、しっかりした筋肉コルセットを取り戻すために、今すぐ運動を始めるのが賢い選択です。

〈不調を改善するポイント②〉

骨の不調を引き起こす「骨粗しょう症」に注意！

筋肉の不調についで多いのが骨の不調です。とくに閉経後の女性がかかりやすい「骨粗しょう症」は、骨をスカスカにもろくする骨の不調の代表です。現在、70歳以上の女性2人にひとりは、骨粗しょう症になっているといわれています。

女性は男性に比べて骨量が少ないうえに、更年期になると女性ホルモンのエストロゲンが減少します。エストロゲンは骨の新陳代謝のバランスをとる役割があるので、急激に減少すると骨量が低下して骨密度が下がり、骨粗しょう症になりやすくなります。

ただし、男性でも油断は禁物です。歳を重ねるにしたがい筋肉からアミノ酸やタンパク質が漏れ出るように、骨からはカルシウムが漏出して骨がスカスカになっていきます。男性でも70歳以降になると骨粗しょう症が顕著になり、女性の発症数の半数ぐらいの男性が骨粗しょう症になります。

自分が骨粗しょう症にどれくらいなりやすいのか、次のチェックで判断できます。

骨粗しょう症になりすい度チェック

①50歳以上の女性で、やせている……□
②すでに閉経をむかえている……□
③乳製品や魚、大豆食品をあまり食べない……□
④タバコを吸っている……□
⑤お酒をよく飲む……□
⑥日常生活で、体を動かす機会が少ない……□
⑦日中、外に出て陽を浴びることが少ない……□
⑧飲むタイプ（内服）のステロイド剤を使っている……□
⑨親や兄弟に骨粗しょう症と診断された人がいる……□
⑩このごろ背中が丸まってきた……□
⑪太っていないのに、お腹だけぽっこり……□
⑫ささいなことで骨折したことがある……□

[骨をスカスカにもろくする骨粗しょう症]

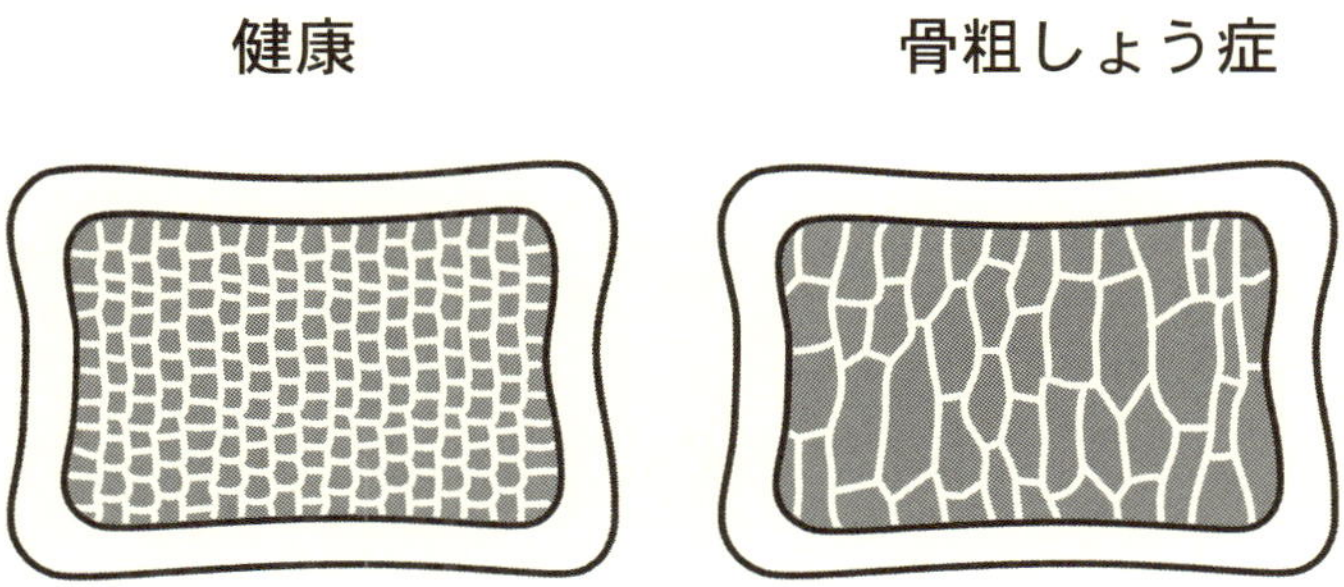

骨粗しょう症になると、骨密度が減って骨がスカスカになり、もろくなる。

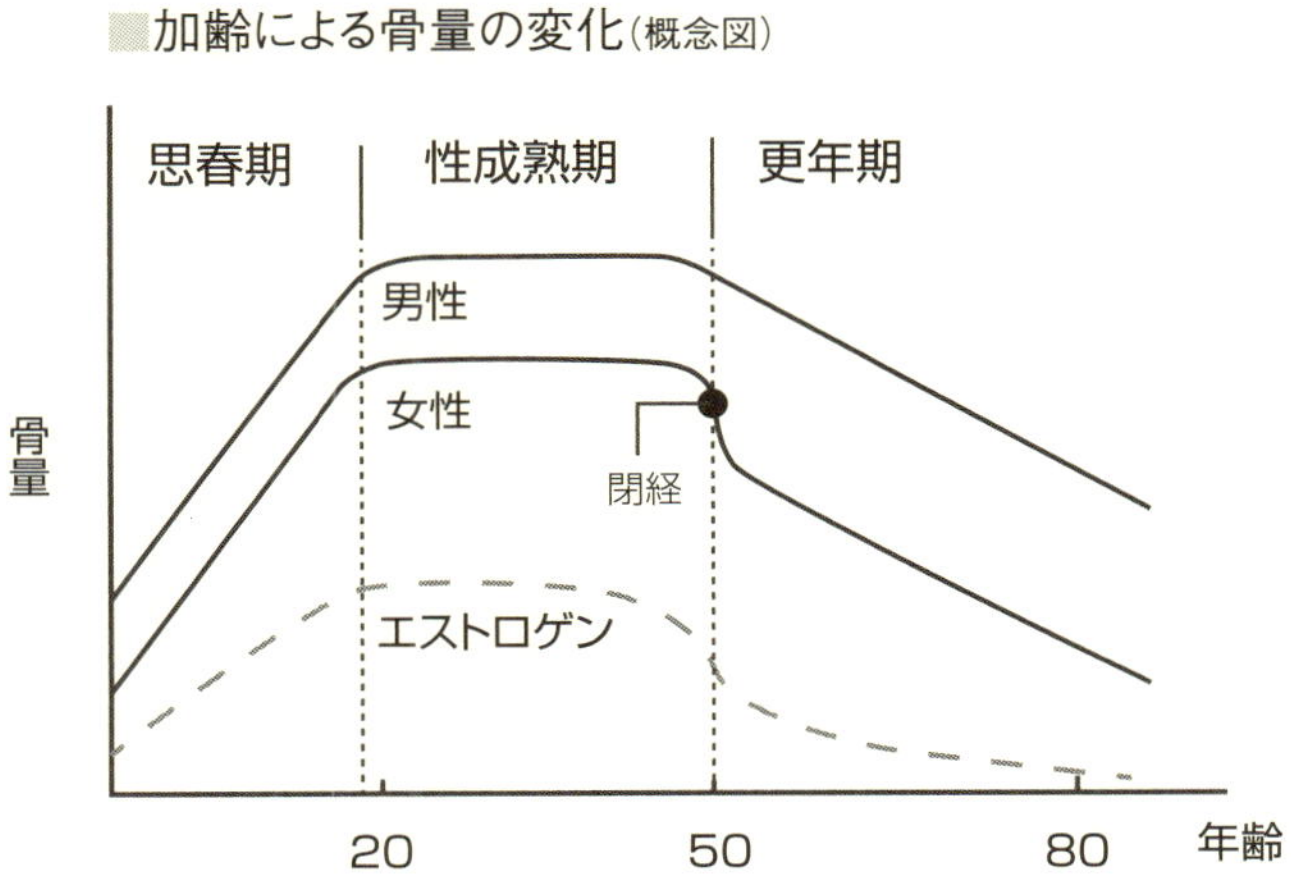

出典：骨粗鬆症検診·保健指導マニュアル/
ライフサイエンス出版(一部改変)

あてまはる項目が多いほど、骨粗しょう症になるリスクが高いと考えられます。なかでも、⑩〜⑫が該当する場合は、すでに骨粗しょう症になっている可能性が大きいので、**心配な人は病院で検査を受けるとよいでしょう。**

固くて無機質なイメージのある骨には、血管や神経がなさそうに思うかもしれません。しかし、骨の中には血管が通っており、神経もあります。つまり、骨は血もあれば痛みを感じることもできるのです。ですから、骨粗しょう症で骨がダメージを負えば、痛みが起こります。人によって異なりますが、足腰が重だるく感じたり、ゾワゾワ、ザワザワといった違和感がある場合もあります。

転んだり、ぶつけたりといった軽い衝撃でも、骨粗しょう症でもろくなった骨はグシャッとつぶれるように骨折します。腰の骨で多く見られるのは、脊柱が上下の圧力によって押しつぶされる「圧迫骨折」です。圧迫骨折が生じると、背中が曲がって丸くなったり、身長が縮む、腰や背中にひどい痛みが起こるなどします。

骨粗しょう症を予防・改善するには、**骨の代謝を助けるカルシウムを積極的に摂る**ようにします。そのほか、**軽い運動などで骨に刺激を与えることも有効**です。

ついでながら、私は臨床の現場で骨粗しょう症を積極的に治療すると動脈硬化が改善することを確認しています。動脈硬化の原因となるカルシウムが、骨の形成に使われるためだと考えられます。

〈不調を改善するポイント③〉
腰に負担をかける悪い姿勢に気をつけて

悪い姿勢と腰痛の関係はニワトリと卵の関係に似ています。悪い姿勢が原因で腰痛になることもあれば、腰痛が原因で腰をかばい続けるうちに悪い姿勢になることもあるからです。いずれにしろ、**悪い姿勢は百害あって一利なし**。**筋肉や骨格が徐々にゆがみ、着実に腰へ負担がかかります**。腰痛を改善したいのなら、きちんと正すべきでしょう。

背骨は腰のあたりで前へ緩やかにカーブしています。このカーブがきつくなる、いわゆる反り腰の姿勢やお腹を突き出した姿勢は、重心が後ろに偏るので、背中や腰の椎間板に負担をかけてしまいます。

背中が丸くなった姿勢、いわゆる猫背も×です。体が前のめりになるため、腰の筋肉や骨に悪影響を及ぼします。また、肩の高さや腰の高さが左右で違ったままだと、筋肉や腰椎のバランスをくずすので腰の不調を招きやすくなります。

このような姿勢のくずれが起こる原因はさまざまです。

筋力の低下で骨を支えきらず姿勢がくずれることがいちばんですが、座り方や歩き方のクセ、デスクワークなど日常の過ごし方に原因があったり、合わない靴をはいていたり、太りすぎで余分な脂肪がついたりして起こることもあります。

ともあれ、こうした**悪い姿勢の改善は、生活習慣の見直しと運動で対処**することが基本です。

一般的に正しい姿勢は、体を横から見たとき、耳、肩、股関節、くるぶしが一直線になります。正しい姿勢を身につければ、腰だけでなく、肩や首、ひざなどの痛みの予防・改善にもつながります。

[腰痛を起こす悪い姿勢]

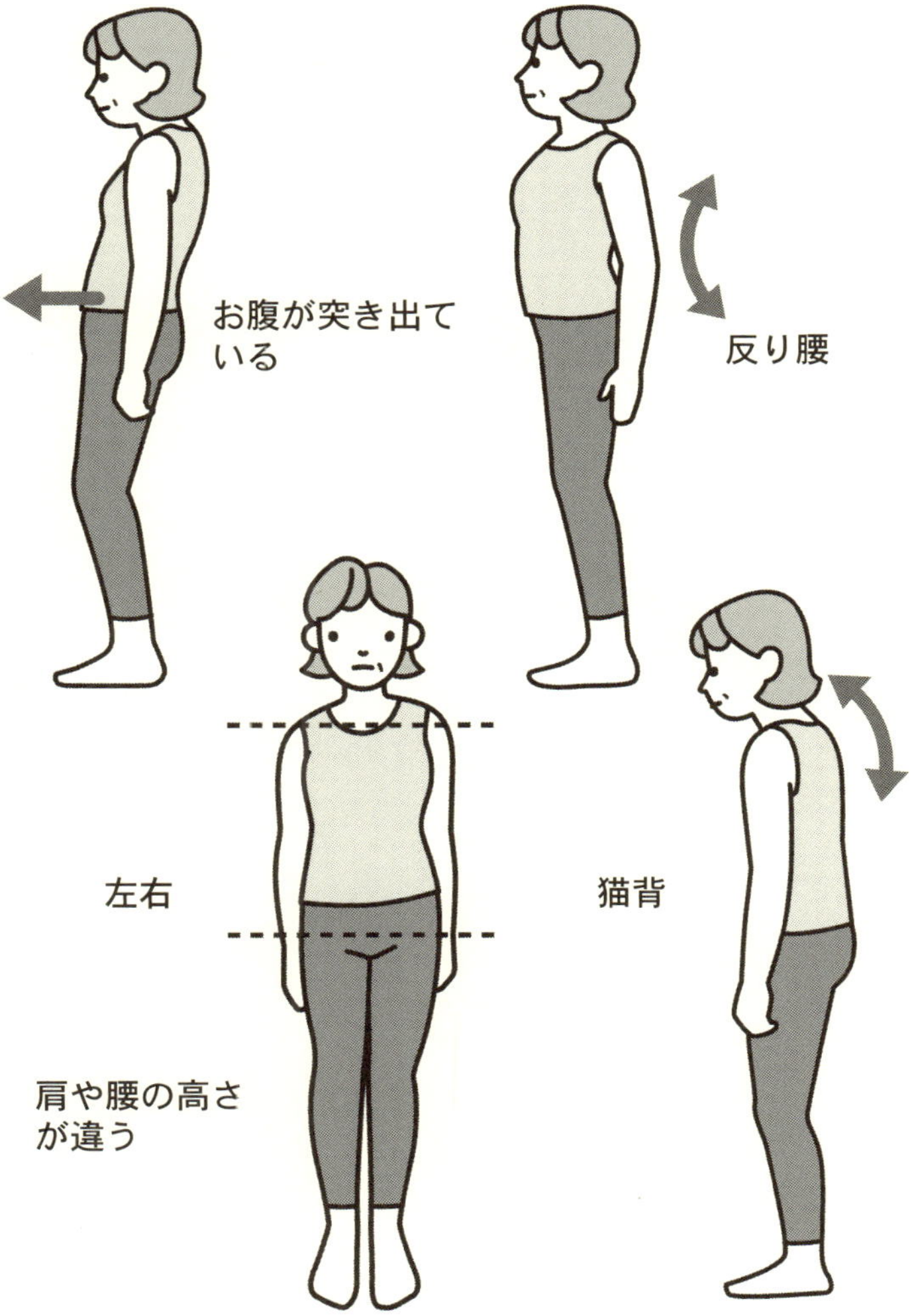
お腹が突き出て
いる
反り腰
左右
肩や腰の高さ
が違う
猫背

〈不調を改善するポイント④〉

神経の緊張が慢性腰痛を招くことも

筋肉や骨の不調を改善しても、慢性腰痛が治らない――。そんな場合は、神経の緊張が関わっている可能性があります。

「痛み」は誰もが嫌だと感じるでしょうが、医師の私にとっては患者さんの疾患の原因を知る手がかりになるありがたい存在です。「体のSOS信号」である痛みの箇所を探っていけば疾患にたどりつきやすくなりますし、痛みが軽くなれば病状が改善したと判断することもできます。また、重篤な疾患の警告となってくれることも。

痛みを甘く見ることはあまり感心できません。とくに、「このぐらいならガマンできる」と痛みを放っておくと、後々手ひどいしっぺ返しにあいかねないのです。病状が思った以上に進行してしまったり、「悪いところがないのに痛む」といった状況になってしまうこともあります。

■痛みの悪循環

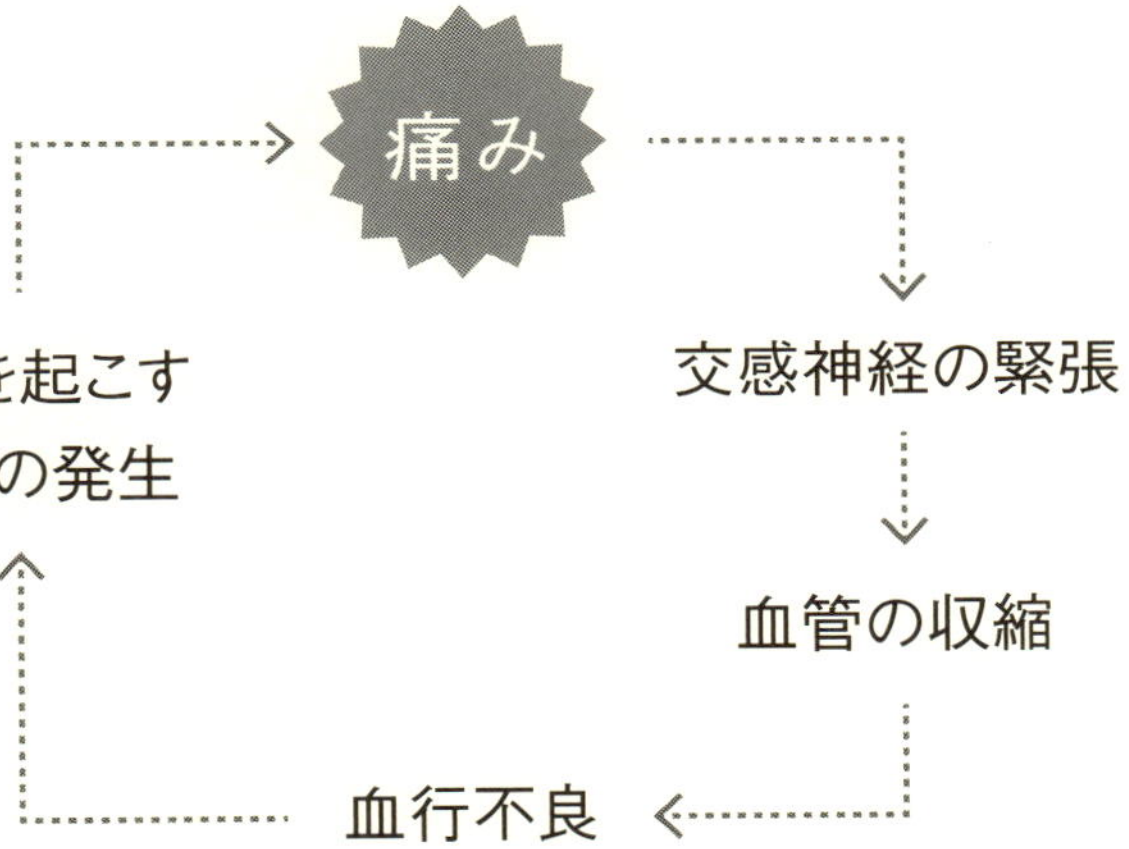
痛み
交感神経の緊張
血管の収縮
血行不良
痛みを起こす
物質の発生

痛みが生じると、交感神経が緊張して血管が収縮します。すると、血流が悪くなって血行不良を起こし、痛みを起こす物質が発生します。

交感神経の緊張は一時的なもので、すぐに治まるのが通常です。けれども、痛みが長く続くと交感神経が緊張したままになり、血管も収縮したままになることで、痛みを起こす物質が発生し続けるように。

こうした**「痛みの悪循環」に陥ると、最初の痛みが回復しても交感神経の緊張が続き、悪いところがないのに痛むようになり**ます。なかなか改善しない慢性腰痛には、そんな悪循環がひそんでいるかもしれないのです。

このようなケースでは、最初の痛みの原因を改善していくのと同時に、交感神経がむやみに緊張しないよう心がけます。ストレッチや入浴でリラックスしたり、運動でストレスを発散してみてください。カラオケやダンス、絵画などの趣味に思いっきり打ち込むのもよい方法でしょう。

余談ですが、私の趣味は油絵を描くことです。絵筆を握ってキャンバスの前で集中していると、日ごろのストレスや疲れも吹っ飛びます。自分でいうのも何ですが、なかなかの腕前で、フランスの絵画コンクールで賞をもらったこともあるんですよ。ぜひ、みなさんも心から楽しめる趣味を持ち、心身ともにリフレッシュする時間をつくってほしいと思います。

なお、どうしても痛みが改善しない場合は、痛み解消の専門医（ペインクリニック）を受診するという方法もあります。

腰痛にはさまざまなタイプがある

腰痛患者さんのおよそ15％を占めるのが椎間板ヘルニアや脊柱管狭窄症《せきちゅうかんきょうさくしょう》といった原因が特定されている腰痛「特異的腰痛」です。残り85％は原因を特定しきれない「非特異的腰痛」であることは先にお話ししたとおりです。ここでは、とくに代表的なものについて紹介します。

どの腰痛に関しても、適切な治療を受けるとともに、運動などによる「筋肉・骨・神経の不調」の改善が不可欠です。すべてを医者まかせにするのではなく、「自分で治す」という努力をくれぐれも忘れないでください。

【ぎっくり腰】

急性腰痛の代表格であり、「椎間ねんざ」と呼ばれることもあります。重いものを持ち上げる、腰をひねる、くしゃみをするといった動作がきっかけで起こります。動けなくなるほどの急激な痛みが特徴で、腰椎の椎間関節や椎間板に無理な力が加わり、組織が傷ついたことで痛みが生じるといわれています。

対策 ぎっくり腰になったら、ある程度痛みがひくまでは安静にしていることが必要です。そのうえで、腰の筋肉を運動で鍛えて自前の「筋肉コルセット」をつくり、再発を予防するようにします。

【脊柱管狭窄症（腰部脊柱管狭窄症）】

脊椎の内部の神経の通り道（脊柱管）が狭くなり、神経や血管を圧迫して起こる病気です。高齢者の腰痛、足のしびれや歩行障害の主な要因になっています。

歩くと痛みが起こり、しばらく休むと痛みが消える「間歇跛行《かんけつはこう》」が代表的な症状です。姿勢を変えると楽になる、自転車は乗れるといったことが特徴です。

対策 できる範囲で運動を行なって筋力をつけ、骨格を正していきましょう。

[脊柱管狭窄症]

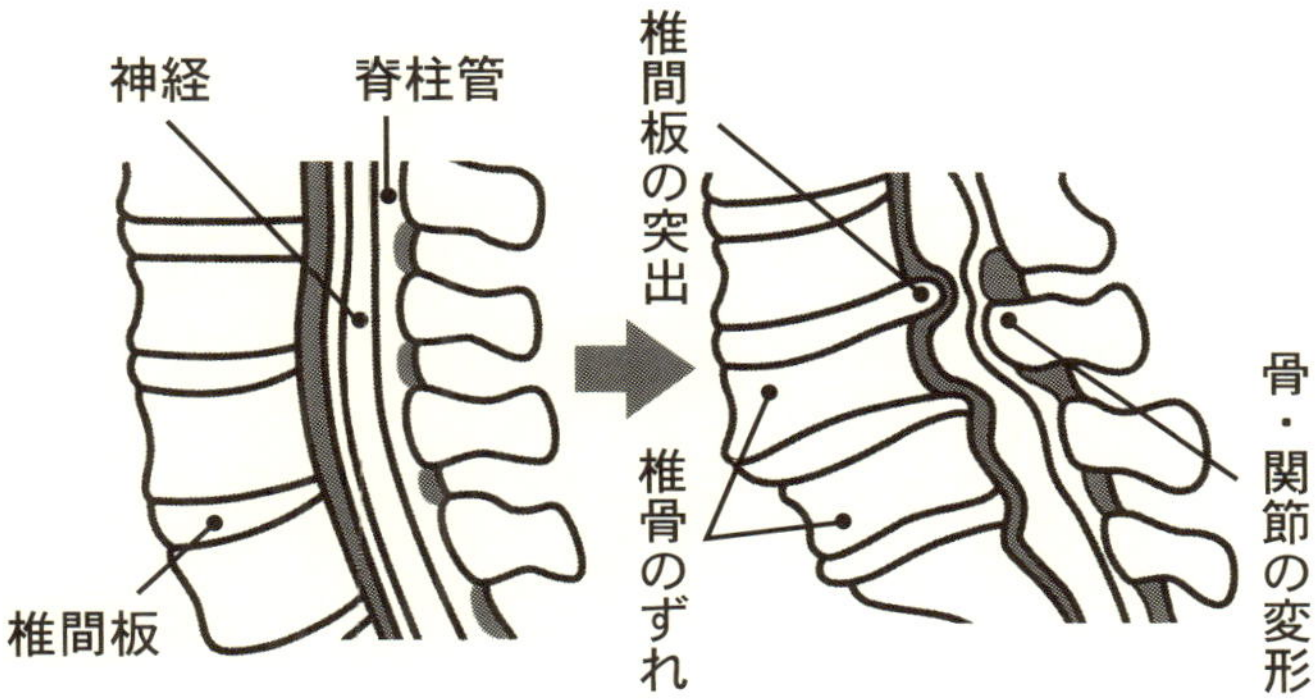

椎間板の突出や椎骨のずれ、骨や関節の変形によって、脊柱管が狭くなって神経を圧迫する。

【腰椎ヘルニア】

椎間板が飛び出して神経を圧迫することで急激な腰の痛みを感じたり、片方の足にしびれを起こしたりします。

椎間板が老化することで、または、急激に、慢性的に腰に負担をかけたときに生じやすく、20〜40代の比較的若い世代に多く見られます。

対策 運動で「筋肉コルセット」をつけて椎間板を守る、腰に負担をかけない生活を心がけるといったことが大切です。

[椎間板ヘルニア]

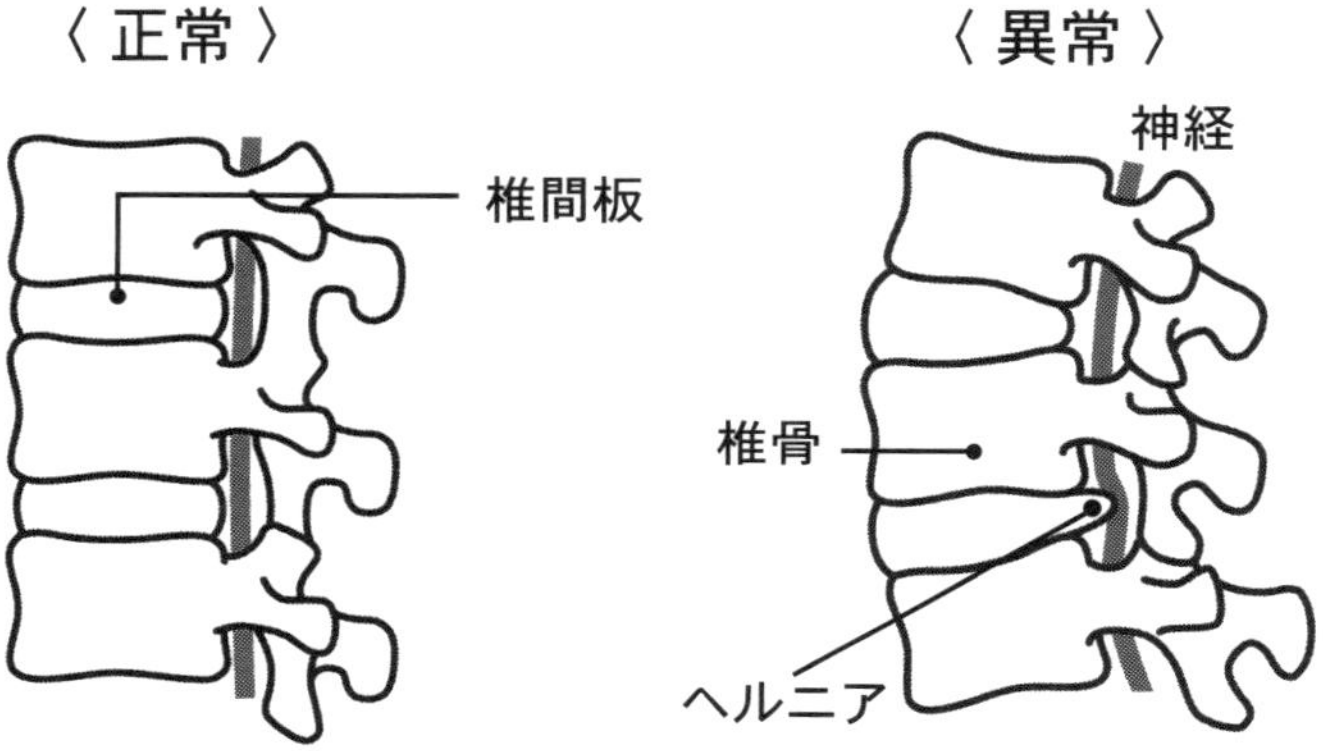

飛び出した椎間板（ヘルニア）が神経を圧迫して起こす。

【変形性脊椎症】

椎間板がすり減る、椎骨が変形するといった脊椎（背骨）の変形で起きる腰痛です。長年使われてきた結果起こる変形なので、老化現象のひとつだともいわれています。しかし、変形があっても痛みが生じない人も多くいます。それは、筋肉や骨、神経の状態の違いが影響していると考えられます。

対策 それらの不調を改善していくことで腰痛の改善が十分期待できます。

2章

腰痛を予防・改善する超簡単18のメニュー

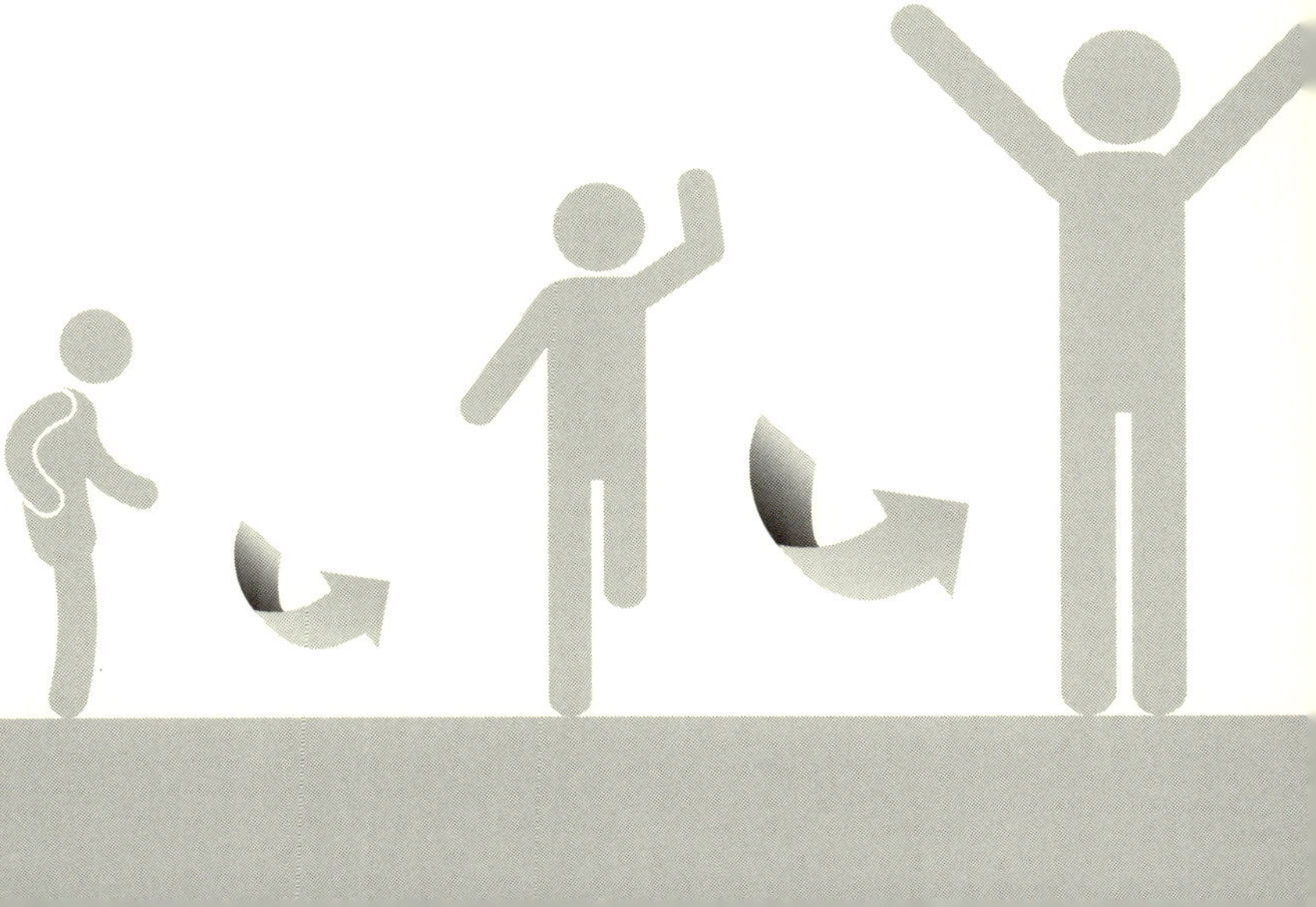

運動は腰痛を改善する特効薬！

1章でお話ししたとおり、慢性的な腰痛や急性の腰痛を引き起こしているのは、「筋肉と骨、神経の不調」です。これらの不調を改善しないかぎり、何度も腰痛をくり返してしまい、なかなか痛みが治まらないといった状況に陥ります。

「筋肉と骨、神経の不調」は、薬や湿布などだけでは改善しません。腰をかばって動かないのはさらにダメ。

もちろん、激しい痛みが起こっている最中は薬や湿布を用い、安静にすることは有効です。しかし、痛みがやわらいできたら、ぜひとも体を積極的に動かしてください。なぜなら、**運動は筋肉と骨、神経の不調を改善する〝腰痛の特効薬〟**だからです。

筋肉の不調には、筋力の低下や筋肉の疲労などがあります。それらはすべて、運動で筋力をつければスムーズに解決します。また、骨の不調である骨の弱まりや骨格のくずれも、運動で改善ができます。さらに、神経の圧迫や自律神経の乱れといった神経の不調にも、運動は効きます。運動で筋肉の位置や骨格を調整することで神経の圧迫をなくせますし、ストレス発散やリラックスを導く効果が、自律神経の乱れを抑えてくれます。

逆に運動をしなければ、いつまで経っても「筋肉と骨、神経の不調」は改善しないといえます。つまり、腰痛と縁が切れなくなってしまうのです。つらい腰の痛みときっぱり決別したいのなら、今すぐに運動を始めるべき。ハードなものでなく、毎日できる軽い運動、体操でかまいません。ちょっと体を動かすように心がけるだけで、あなたの腰痛はメキメキ改善していくはずです。うれしいことに運動の効果は、何歳でも得ることができます。「もう歳だから……」と臆する必要は一切ないのです。

なお、本書では、腰痛を予防・改善する全18種のメニューを紹介しています。

①足腰の筋力をつけるメニュー──▶7種
②骨のためのメニュー──▶3種
③背中や腰の骨を調整するメニュー──▶4種
④筋肉や関節のやわらかさを保つメニュー──▶4種

これらの運動（体操）は、誰でも簡単にできて「筋肉や骨、神経の不調」を改善するために、より効果のあるものばかりです。ズバリ、これらの運動（体操）を続けていけばほとんどの腰痛は改善するでしょう。

軟骨の不調も運動で改善する

慢性的な腰痛や急性の腰痛を引き起こす「筋肉や骨、神経の不調」のひとつに「椎間板の劣化」があります。軟骨組織である椎間板は、20代から劣化が始まるといわれており、皮膚の老化と同じように決定打となる改善法はないと考える医師もいます。

しかし、椎間板と同じく軟骨組織であるひざの関節軟骨は、運動によって劣化を防げることがわかっています。

一般に、軟骨は使えば使うほど劣化が進むと考えられますが、ほんとうは適度に動かすことが長持ちの秘訣であり、動かさないほど劣化が進んでしまうのです。軟骨の中には、血管もなければリンパ管もありません。とはいえ、軟骨にとっても栄養や酸素は必須であり、その補給法はスポンジにたとえられます。

水がある場所にスポンジを置き、手で軽く押してから離すと、ジワジワと水を吸い込みます。軟骨も同じように動かし、負荷を受けることで周囲の組織から栄養や酸素を得ています。

ですから、動かさなければ、栄養素や酸素がきちんと補給されなくなり、軟骨は劣化しやすくなってしまうのです。つまり、運動をして適度な負荷を与えることが、軟骨の劣化防止につながるのです。

[軟骨もスポンジと同じ原理]

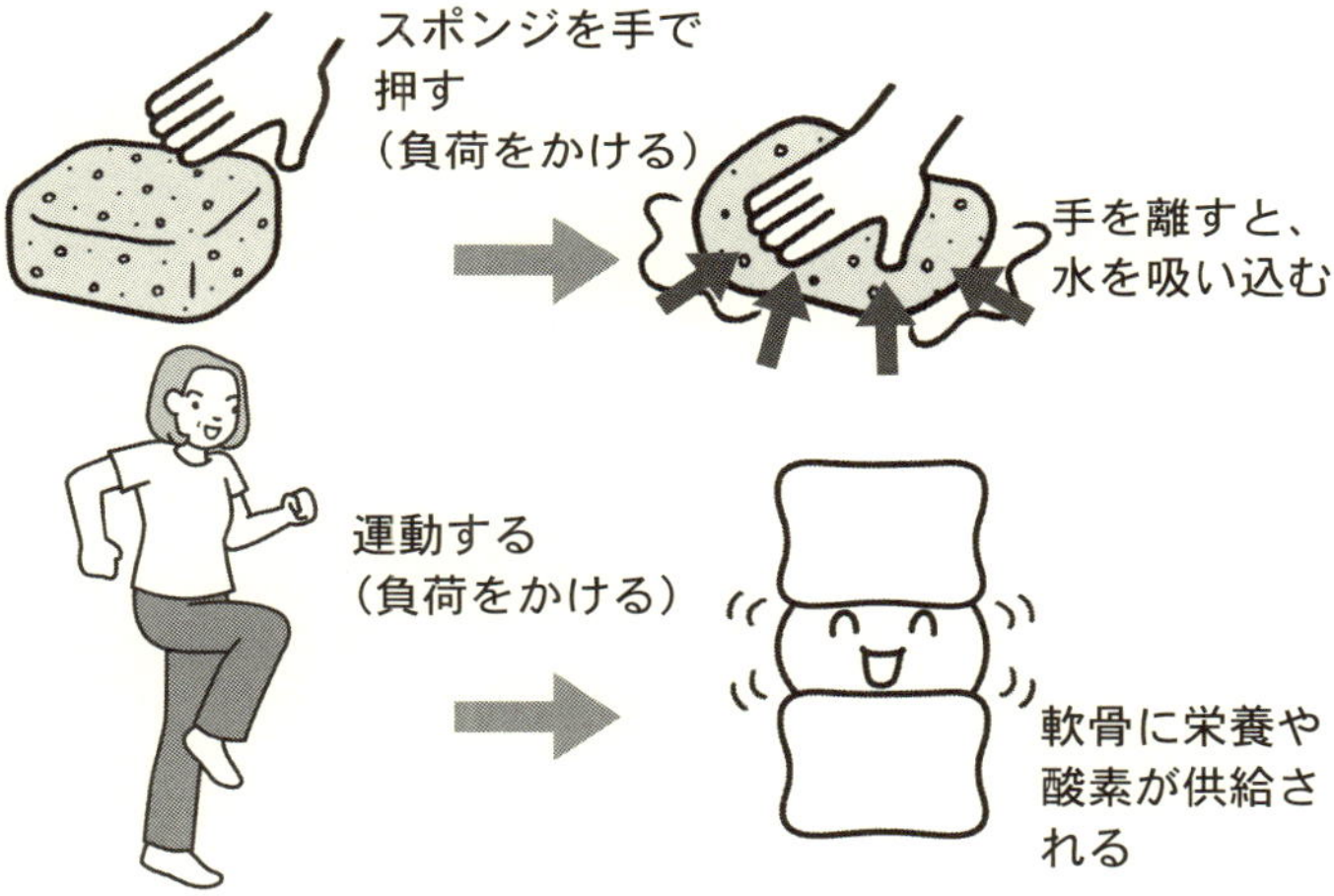
スポンジを手で押す（負荷をかける）
手を離すと、水を吸い込む
運動する（負荷をかける）
軟骨に栄養や酸素が供給される

椎間板も軟骨組織ですから、ひざの関節軟骨と同様に運動が劣化防止に貢献すると考えられるのではないでしょうか。加えて、適度な運動は椎間板周囲の筋肉を強化し、突然の衝撃などから椎間板を守るのにも役立ちます。ダメージに負けない椎間板のためにも、運動は欠かせないものなのです。

運動と成長ホルモン、ミトコンドリアの関係にも注目

60歳以降で腰痛に悩む人の多くは、老化だからしかたがないと改善をあきらめがちです。「筋肉や骨、神経の不調」が腰痛の引き金だと聞けば、それも老化のせいだと思ってしまうかもしれません。

確かに年齢を重ねるとともに老化は進みます。でも、同じ年月を経たからといって、すべての人が同じように不調を起こすわけではありません。

1章では筋肉の老化は運動で抑制できるとお話ししました。そして、筋肉以外のさ

まざまな部位の老化も運動でカバーでき、結果として腰に不調が生じるのを防止することが可能なのです。

老化抑制の鍵のひとつとしてあげられるのが「成長ホルモン」です。成長ホルモンを簡単に説明すると、骨や筋肉、神経など体のさまざまな部位の成長（代謝）を促すホルモンのこと。20代をピークに分泌量は年々減少し、それに伴って体は老化していきます。20歳時の成長ホルモンの分泌量を100％とすると、60歳時には約20％に減っているともいわれます。歳を重ねると体が衰えていくのは、成長ホルモンの減少と関わっているのです。

ところが**運動を日常的に行なっていると成長ホルモンの分泌量が多くなり、老化のスピードダウンにつながる**のです。

もうひとつの鍵が「ミトコンドリア」です。ミトコンドリアは体内の細胞内にある小器官で、糖質やたんぱく質、脂質を代謝してエネルギーをつくる役目をしています。酸素と電気反応によってエネルギーを産出するのですが、その際に「活性酸素」が生じます。活性酸素は、遺伝子や細胞を傷つけて老化や病気の原因となる物質で、「体内の活性酸素をいかに減らすか」が長寿の秘訣といわれているほど。ミトコンドリアが多いほど体はエネルギーに満ちますが、反面、活性酸素も増えてしまうのです。

同じミトコンドリアであっても活性酸素の産出量が少ない「質のよいミトコンドリア」があります。その量が運動によって増えるのです。

すなわち、運動を習慣的に実践すれば、「質のよいミトコンドリア」が増え、若々しさの源となるエネルギーが豊富に得られ、なおかつ老化の害も抑えられます。

それは、全身を若々しく健康に保つことにつながり、「筋肉や骨、神経の不調」を予防・改善し、腰痛を撃退する土台にもなります。運動には、こんなすばらしい効用があるのです。

私は患者さんたちに、「糖質や脂質の摂りすぎに気をつけて、野菜をたくさん食べること」、「健診などを積極的に活用し、病気や不調の予兆をすばやくキャッチすること」に加え、「適度な運動を習慣にすること」を強くすすめています。

とくに運動は、誰でもできて、顕著な効果が得られる健康法です。今日から運動を始めることで、あなたの人生がよい方向へ変わっていくと私が保証します。

腰痛解消メニュー実践の手順とポイント

運動というと、きつい筋力トレーニングなどを思い浮かべて尻込みしてしまう人も少なくないでしょう。しかし、60歳からの腰痛を改善するための運動（体操）、老化を防ぐための運動（体操）は、前述したとおりごく簡単な軽いものでかまわないのです。

特別な道具も、トレーニングウエアに着替える必要も、外に出る必要もなし。室内で思い立ったときにすぐにできるものこそが、みなさんがやるべき運動（体操）です。

「天候に関わらず実践できる」、**「体力が少なくても行なえる」**、**「効果的である」**、**「やり方が簡単」**、**「やっていて楽しい」**。この5つの点を満たした運動（体操）なら、無理なく続けることができます。本書のメニューは、これらの条件をすべて満たしていますから、みなさんにきっと気に入ってもらえると思います。

一度にたくさん行なうよりも、少しでもよいので毎日欠かさないことが大切です。もちろん、無理は禁物。風邪をひいたり、体調が思わしくなかったりしたら、お休みしましょう。忙しくてできなかった日、サボってしまった日があっても大丈夫。翌日から再び続けていけばよいのです。1日5分を目安にメニューに取り組んでください。

では、具体的な手順を紹介します。本書では18種のメニューを紹介していますが、全部を行なう必要はありません。その中から自分に合ったものを選びましょう。

(1)基本となるのは「**足腰の筋力をつけるメニュー**」(60〜77ページ)。ここから自分の合うものをひとつ以上選んで実践。

(2)加えて「**腰の不調チェック**」(22〜29ページ)でおおよそわかった自分の不調に合うメニュー、骨ならば「**骨のためのメニュー**」(78〜86ページ)、神経ならば「**背中や腰の骨を調整するメニュー**」(88〜97ページ)からひとつを選びます。不調が重なっている場合は、どちらも実践。

(3)最後に「**筋肉や関節のやわらかさを保つメニュー**」(100〜109ページ)をひとつ行ないましょう。「まだできる!」という人は筋力をつける体操を増やします。

これらの体操は一度に続けて行なっても、朝・晩といった具合に分けてやってもOK。なお、痛みが増してひどくなった場合は体操をストップしてください。

体操を行なうときのポイント

①**リラックスして行なう**……体に余分な力が入った状態で体操を行なうと、思わぬケガをしてしまうことも。まずは体操を始める前に深呼吸をして、体の力をいったん抜いてから始めましょう。

②**動かす部位を意識する**……腰の筋肉を動かす体操では腰を意識し、足を伸ばすストレッチではふくらはぎや太ももを意識するといった具合に、動かす筋肉や部位に意識を向け、「動かしている」「伸ばしている」と感じながら体操を行なってください。

③**反動をつけずに行なう**……反復する体操ではスピードにのって、反動で体を動かしてしまいやすいので気をつけます。一つひとつの動きをていねいにやりましょう。

④**楽しく無理せず行なう**……楽しんで行なうのが長続きのコツ。また、痛みや違和感が生じたら、その場でストップ。決して無理はしないこと。

⑤**呼吸を意識する**……呼吸は止めず、ゆっくりと吸って、吐いてを続けます。力を入れるときは息をゆっくり吐き、力を抜くときは息をゆっくり吸うように心がけると、効果アップが期待できます。

（1）足腰の筋力をつけるメニュー

◇◇◇腰には筋肉コルセット、足には筋肉サポーターを◇◇◇

32〜33ページでも詳しくお話ししましたが、腰痛の予防・改善に効果を発揮するのが「筋肉コルセット」です。腸腰筋（大腰筋・腸骨筋）という体を支える役割をしている深部の筋肉（インナーマッスル）を鍛えると、腰椎や椎間板、神経まで守るコルセットになってくれます。

あわせて鍛えたいのが、大腿四頭筋《だいたいしとうきん》、大腿二頭筋《だいたいにとうきん》（ハムストリング）、内転筋《ないてんきん》といった太もも周囲の筋肉です。ここを鍛えることで足を支えて守ってくれる「筋肉サポーター」ができます。

足の筋力がついて「筋肉サポーター」ができると、足まわり、いわば体の土台がしっかりします。姿勢が改善されて骨格のくずれが正されますし、全身の血流もよくなって神経の不調による痛みなども解消に導かれるでしょう。また、「老いは足から」と言われるように、寝たきりの原因は足の筋肉が衰えてつまずくことから始まります。「筋肉サポーター」で足が守られていれば、つまずきも防げます。

なお、足と腰には全身の筋肉の70％以上があります。つまり、足腰の筋力さえ保っていれば、ほぼ全身の筋力を保っているのと同等といえます。

腰の「筋肉コルセット」と太ももの「筋肉サポーター」

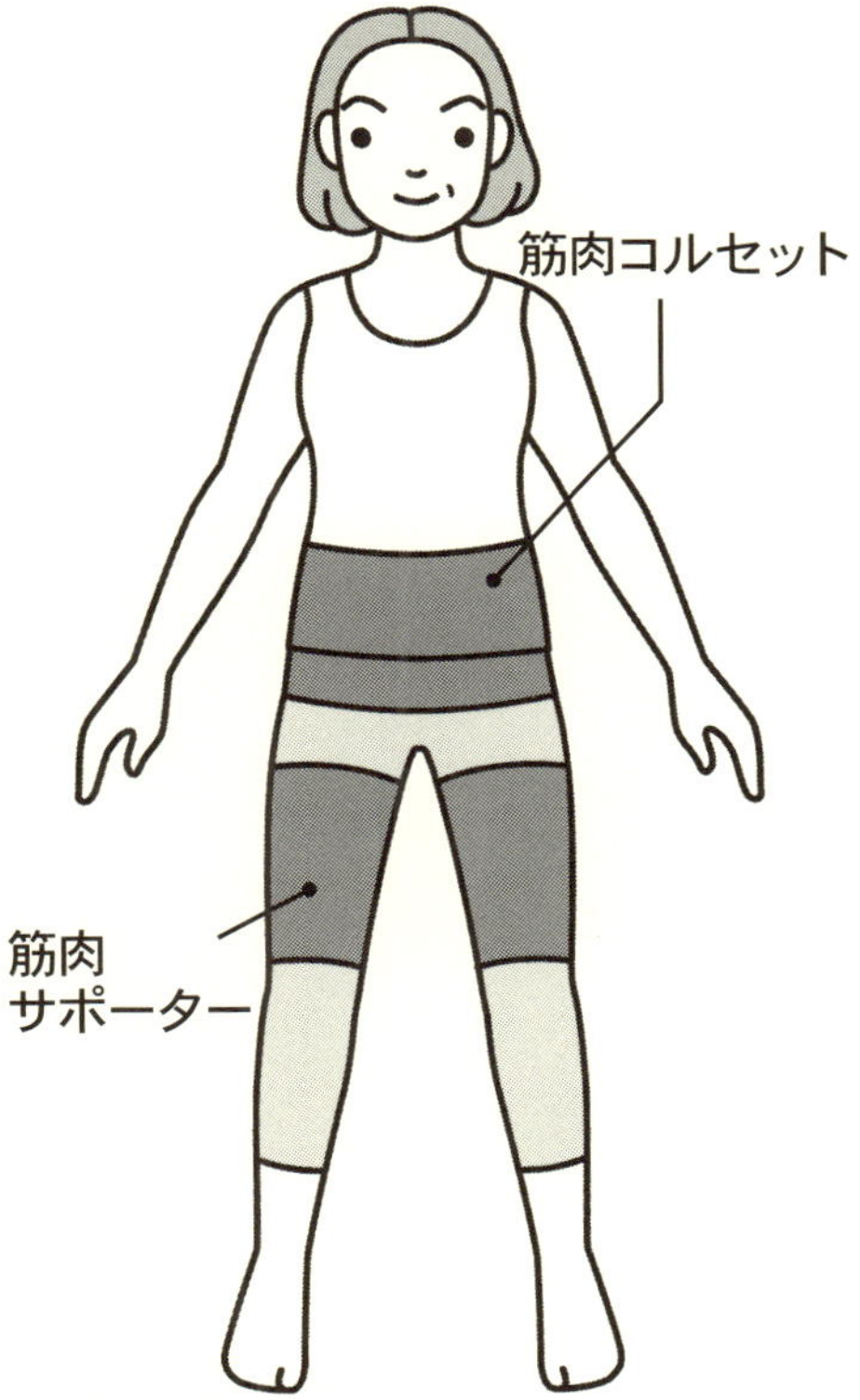

「筋肉サポーター」
太ももの大腿四頭筋や大腿二頭筋、内転筋が、体を支えて足の動きをスムーズに。

「筋肉コルセット」
腰の深部にある腸腰筋（大腰筋・腸骨筋）が、腰をしっかり支えて守る。

ドスコイ！ドスコイ！体操

足腰全体の筋肉を鍛える体操です。おすもうさんになった気分で、力強く「ドスコイ！」

1 背筋をまっすぐ伸ばし、両足を肩幅よりも大きめに開いて立つ。足先は「ハ」の字型に。

2 ひざを曲げ、できるだけ腰を落とす。このとき、お尻が後方に突き出さないように注意する。

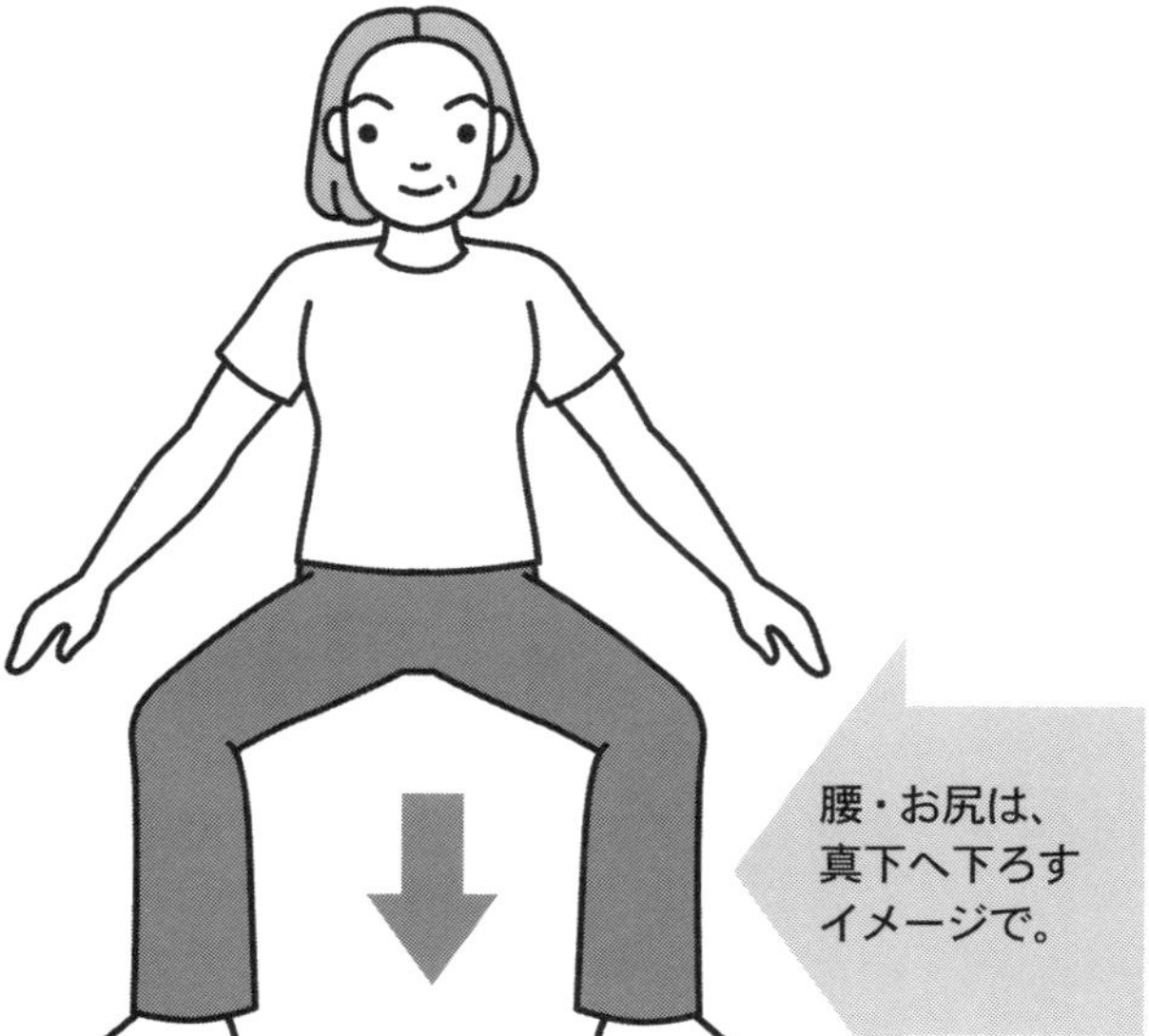

3

そのままの姿勢で、両方の手を胸の前に置き、手のひらを開く。

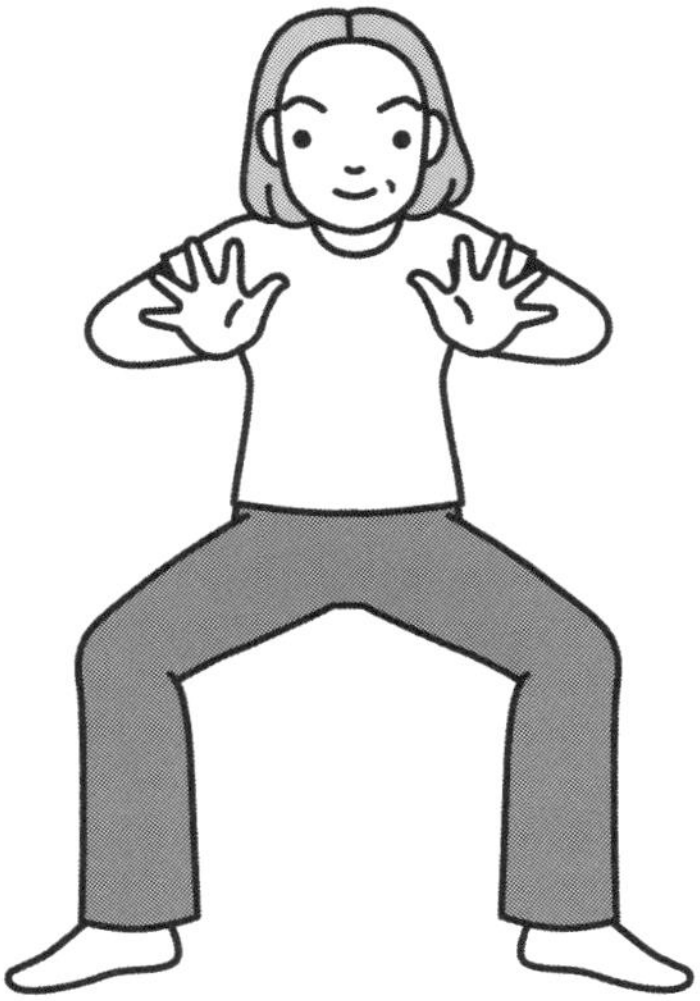

4

「ドスコイ！」と言いながら、片方の手のひらを前方へ突き出す。同時に体重を突き出した手と同じ側の足先へ移動 させる。

反対側も同様に。10回。

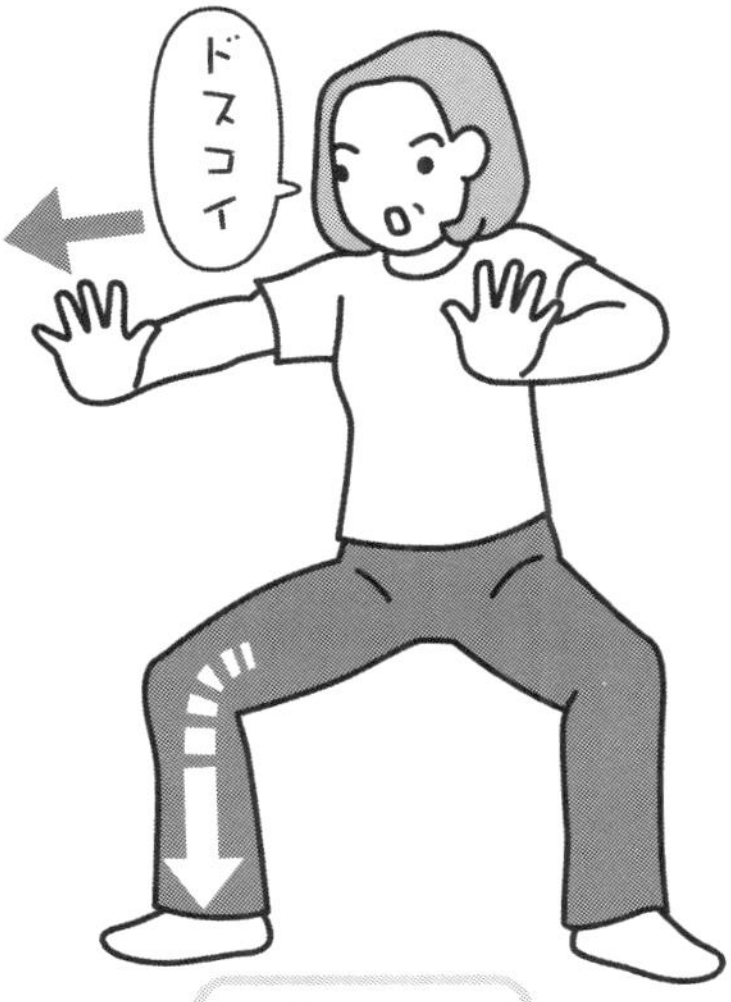

ポイント

足腰の強い運動選手といえば、おすもうさん。倒れたら「負け」という競技に励む彼らは、日々下半身の強化に努めています。そんなおすもうさんのトレーニングのエッセンスを取り入れたのがこの体操です。手はまっすぐ前へ突き出し、足は動かさずに体重だけ足先が向いた方向（斜め前）へ。体重が移動する方向が違うので気をつけて。

かかとバイバイ体操

足先を「バイバイ」するように左右に振ります。
腰〜下半身の筋肉を鍛えます。

1 両足を肩幅程度に開いて、まっすぐ立つ。左右の手は腰にあてる。

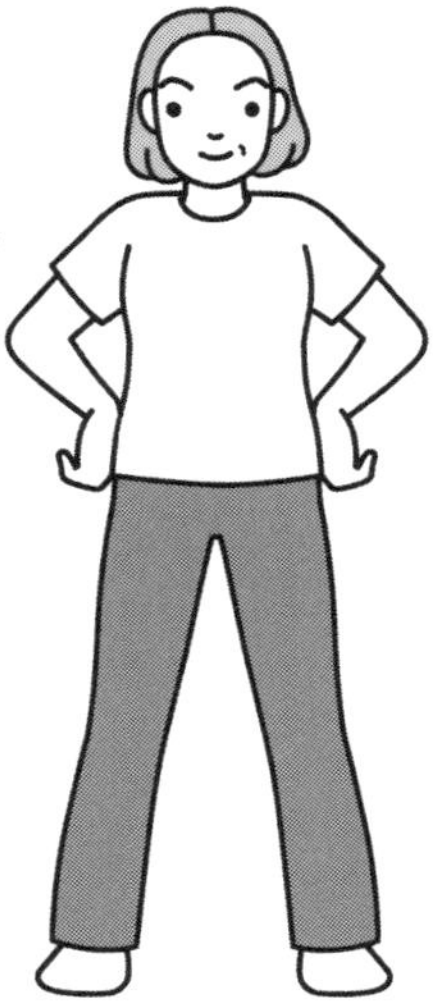

2 片側の足を一歩前に出し、出した足のつま先を上げる。かかとは床から離さないようにする。

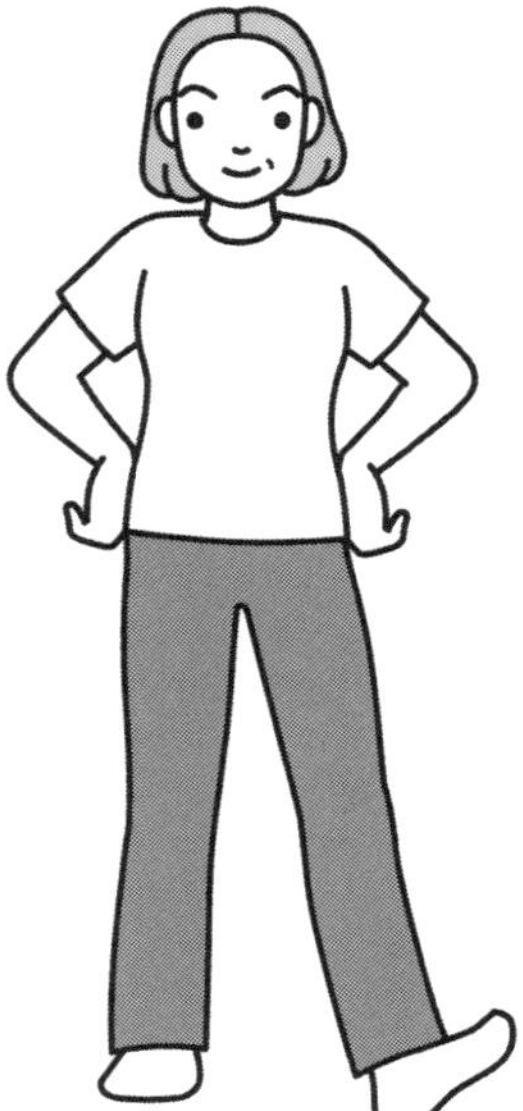

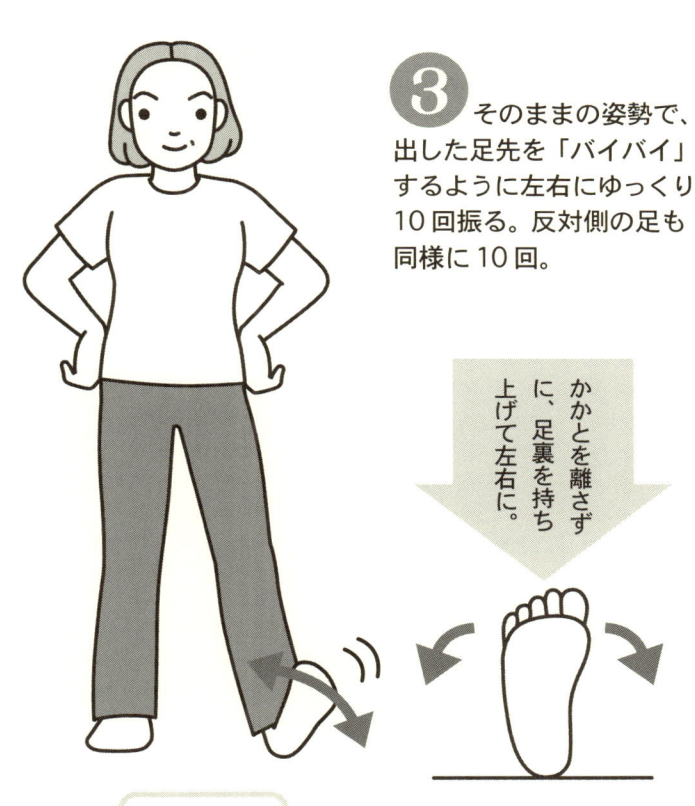

3 そのままの姿勢で、出した足先を「バイバイ」するように左右にゆっくり10回振る。反対側の足も同様に10回。

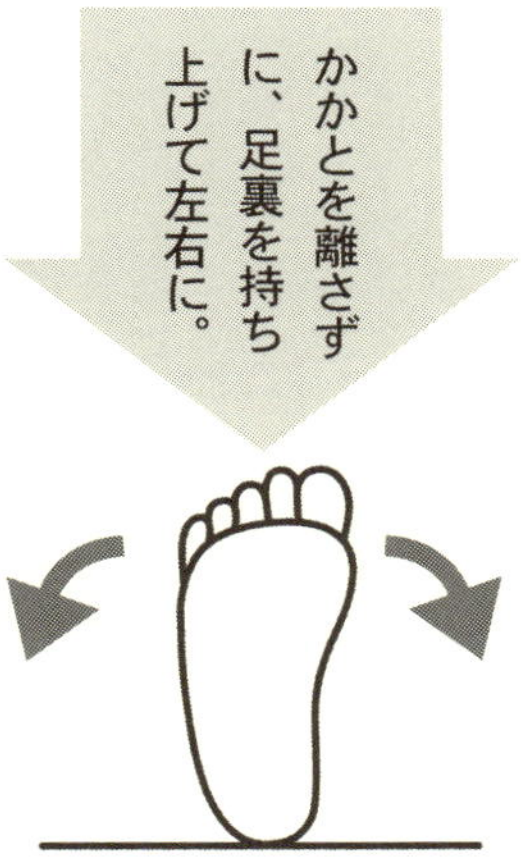

ポイント

太ももやふくらはぎの筋肉を鍛えると同時に、足首にある関節の柔軟度も高める運動です。運動の強度を強めたい場合は、足をできるだけ前に出し、やや中腰の姿勢で実践するとよいでしょう。ふらつきが気になる人は、片手を壁についたり、テーブルに手を置いて、体を支えて行なってもOK。

きらきらシンクロ体操

床の上でシンクロナイズドスイミングを行なうように手足を動かします。

1 床や布団の上にあお向けになって寝て、手足を伸ばす。

2 片側の足と手をまっすぐ上に伸ばす。足先、指先をできるだけピーンと伸ばして。

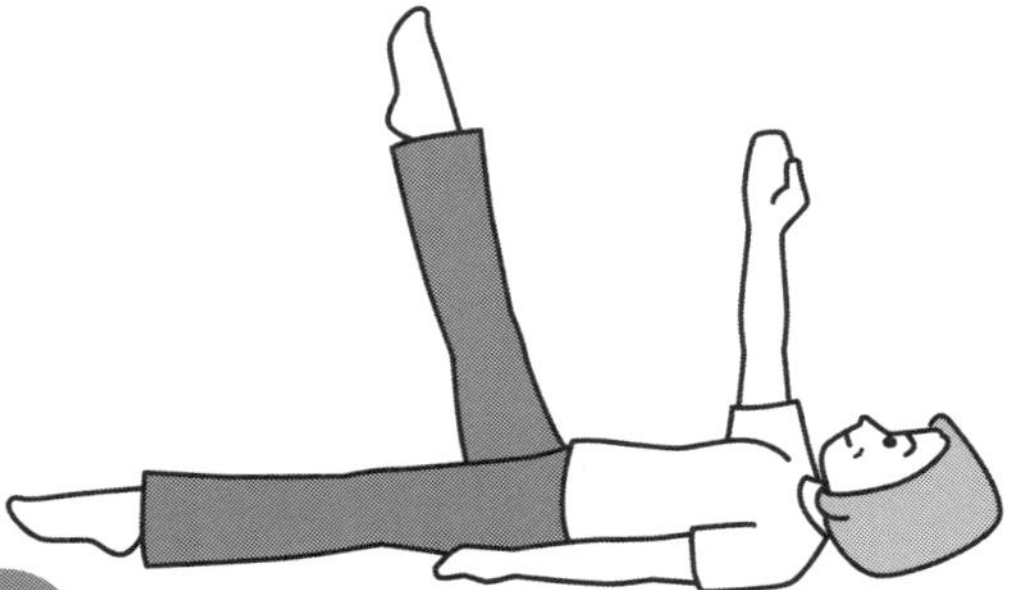

3 伸ばした足と手を〝きらきら〟させるように小刻みに半回転する。10 〜 15 秒間続ける。反対側の手足も同様に 10 〜 15 秒間行なう。左右を交互に 3 回ずつ。

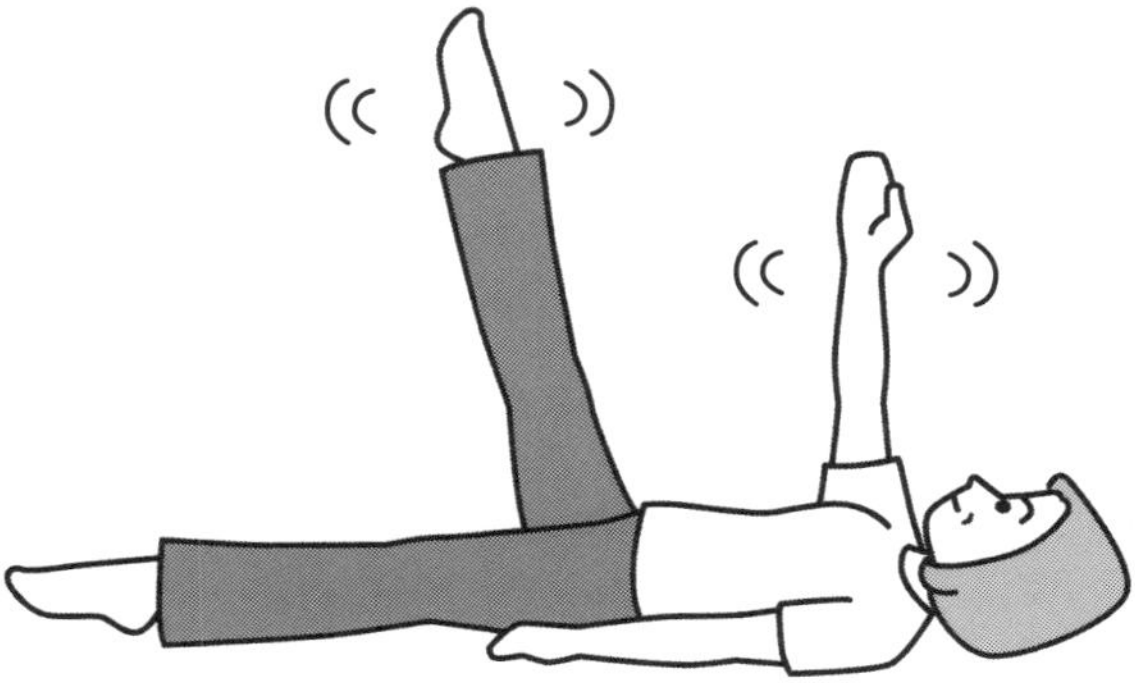

④ 体勢を横向きに替え、上側の手と足をまっすぐ上に伸ばし、〝きらきら〟と小刻みに半回転させる。10～15 秒間続ける。

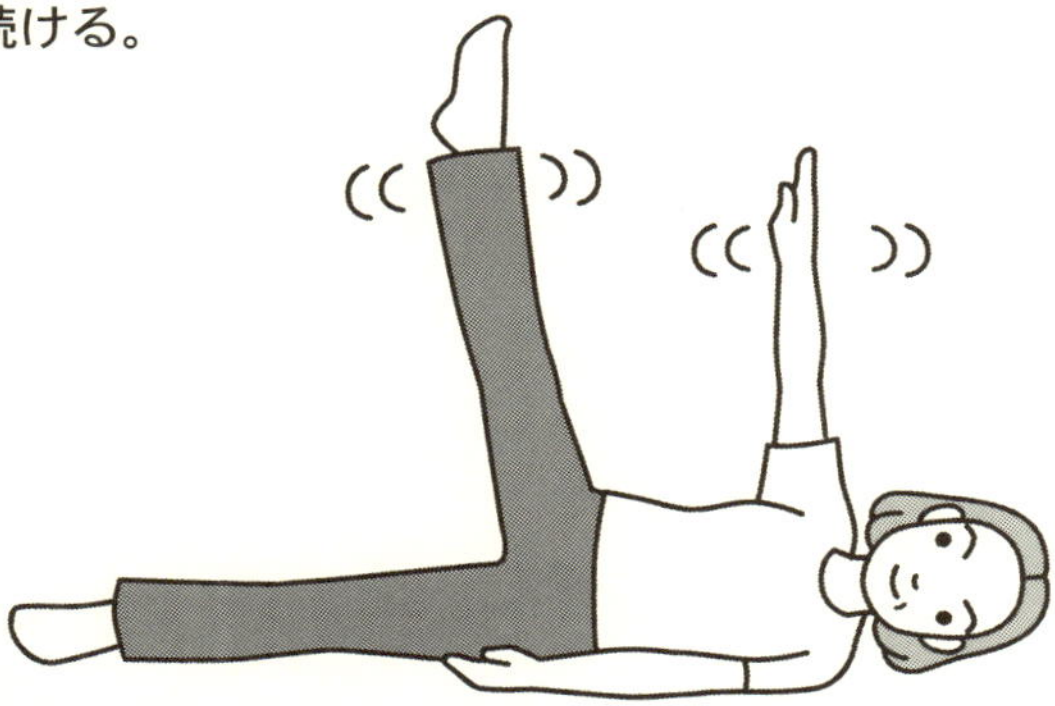

⑤ 体の向きを反対方向へ替え、上側の手足も同様に10～15 秒間行なう。左右を交互に3回ずつ。

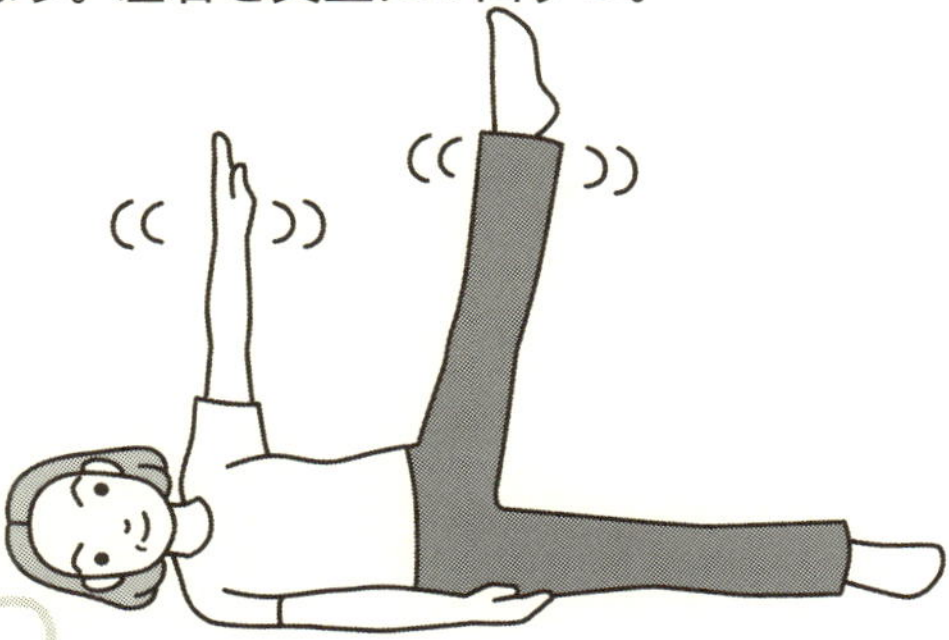

ポイント

星が〝きらきら〟またたく様を表わすように、手首や足首を半回転させます。手と足が同調（シンクロ）するようにがんばって動かしましょう。

「大」の字ゆっくりスクワット

腰の筋肉コルセット、太ももの筋肉サポーターを鍛えながら、体の軸も安定させる体操です。

1 足先を外側に向け、足を肩幅よりも大きく開いてまっすぐに立つ。両手を広げて肩の高さに上げ、「大」の字型 になる。

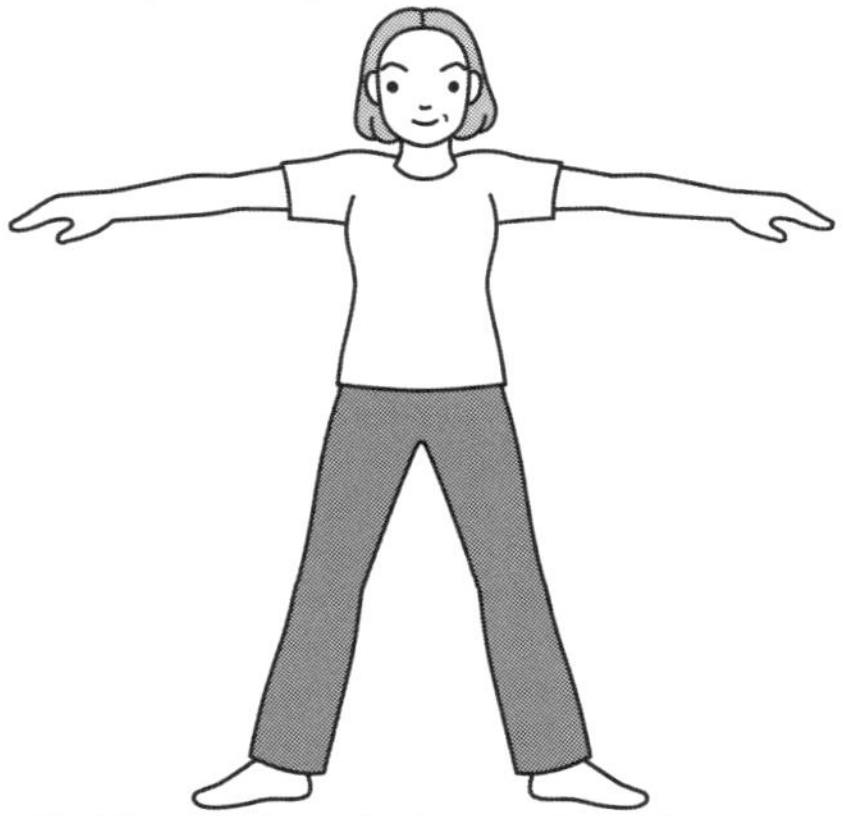

2 その姿勢のまま、息を吸いながら、ゆっくりとひざを曲げて、無理のない範囲でできるだけ腰を落とす。背中が丸まらないように注意する。

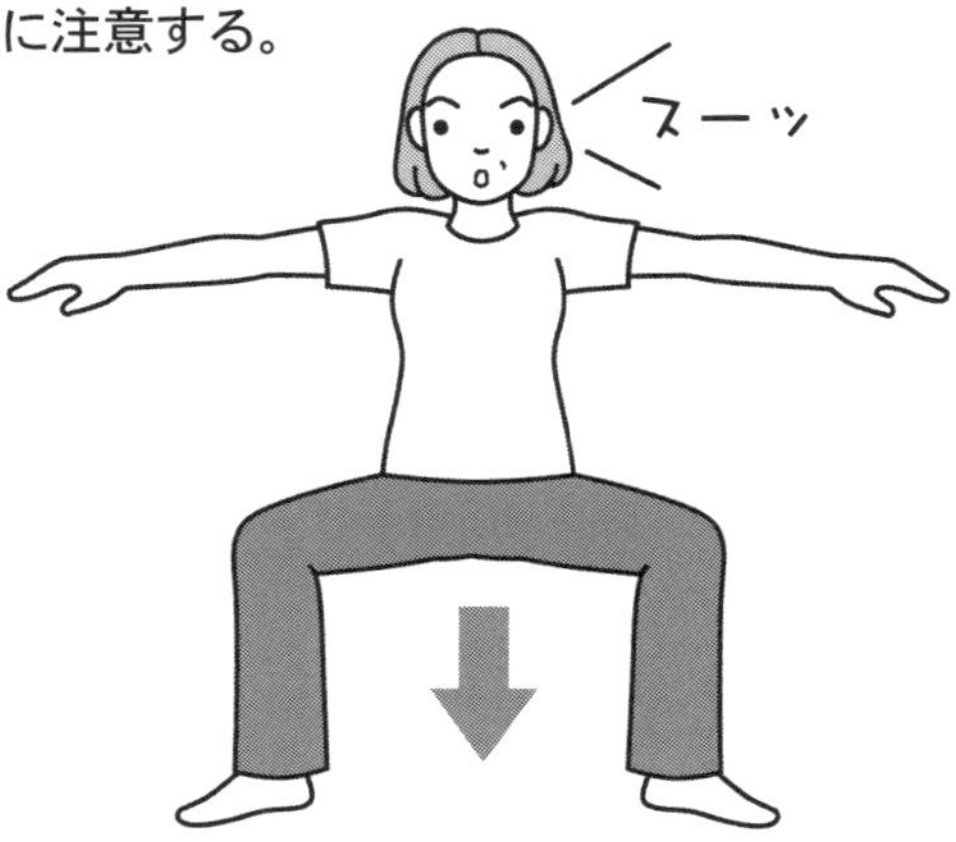

③息を吐きながら、ゆっくりと腰を上げて、元の位置に戻る。②～③を10回くり返す。

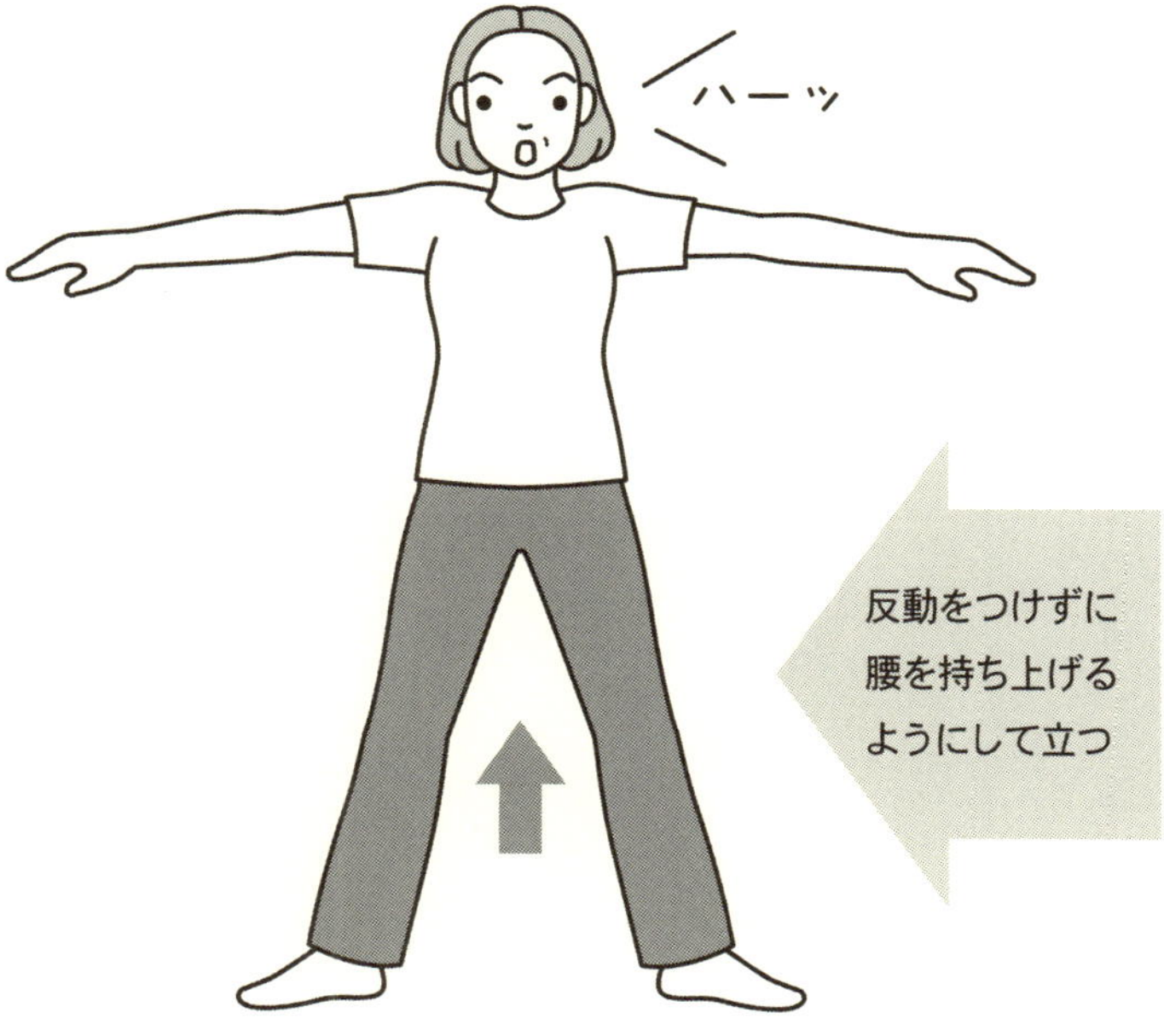
ハーッ
反動をつけずに
腰を持ち上げる
ようにして立つ

ポイント

手を広げて行なうこのスクワットは、通常のスクワットよりもバランス感覚を鍛える効果があります。「長～く息を吸って、長～く息を吐く」。このリズムに合わせてゆっくり行なうのがコツ。大きな鏡の前で姿勢をチェックしながら実践するのがおすすめです。ふらつきが気になる場合は、片側の手を壁について行なってみて。

足の振り子体操

足腰の筋肉を鍛える体操とストレッチ、2つの効果がある一挙両得な体操です。

1 壁に片側の手をつき、まっすぐに立つ。足は肩幅程度に開き、もう一方の手は腰に当てる。

2 壁についた手と同じ側の足をひざを伸ばしたままゆっくり前方に上げる。できる範囲でかまわない。上体を倒さないように注意する。

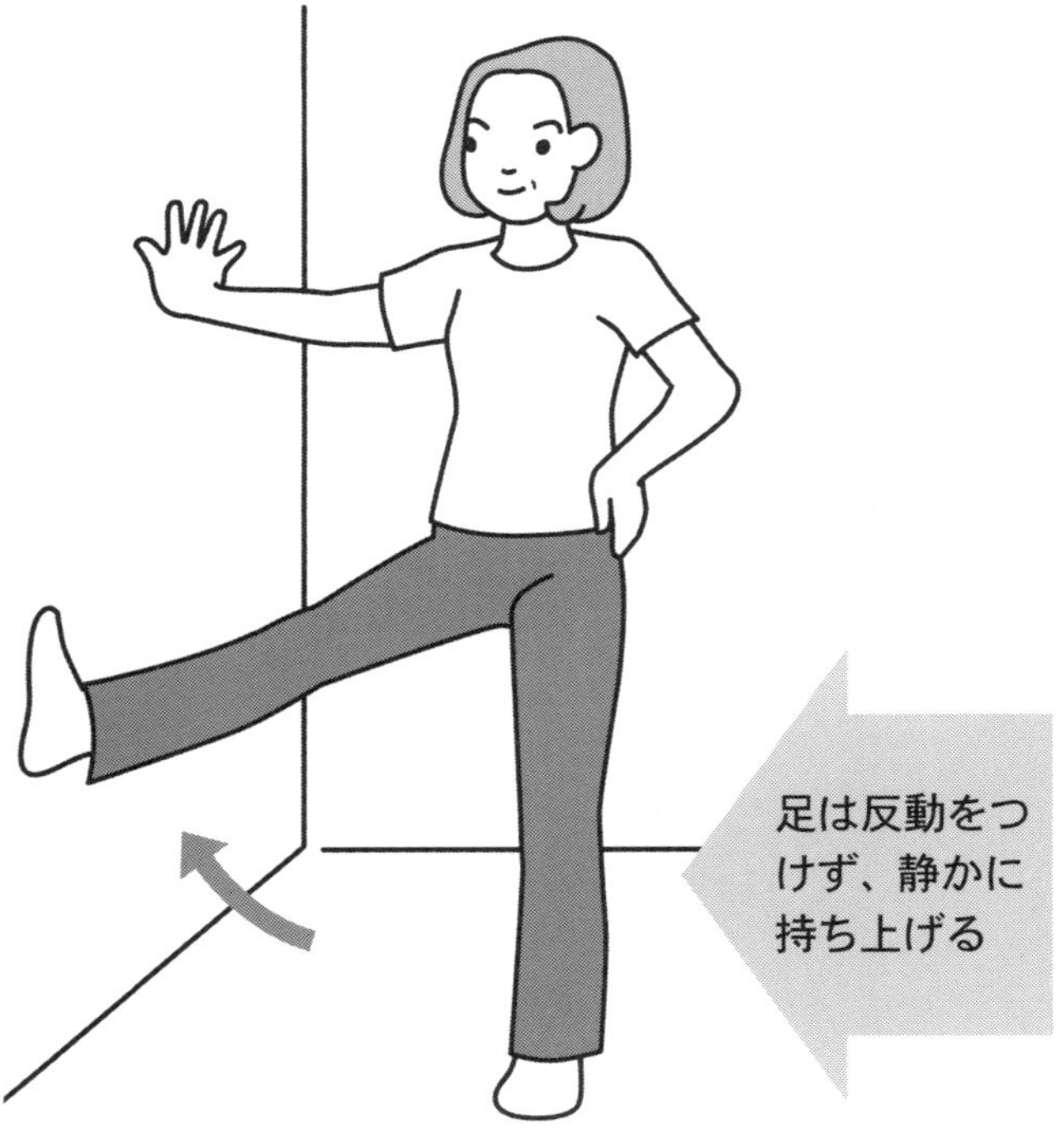

③ 上げた足をゆっくり下におろし、１歩前に着地させる。

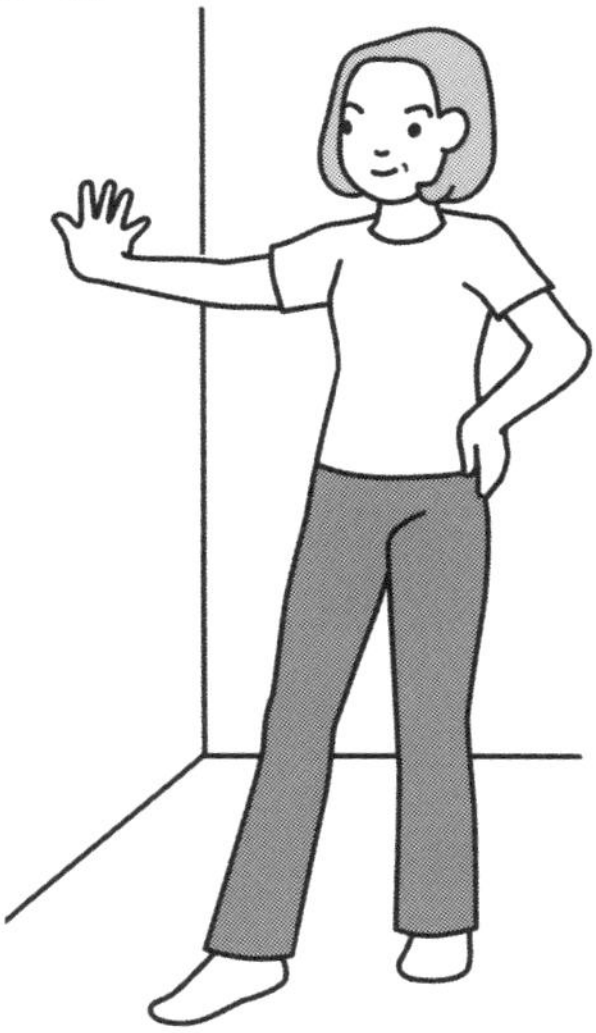

④ 前に出した足に体重を移動させ、後ろの足を充分に伸ばす。後ろ足のかかとは離してよい。②〜④を５回くり返す。反対側の足も同様に行なう。

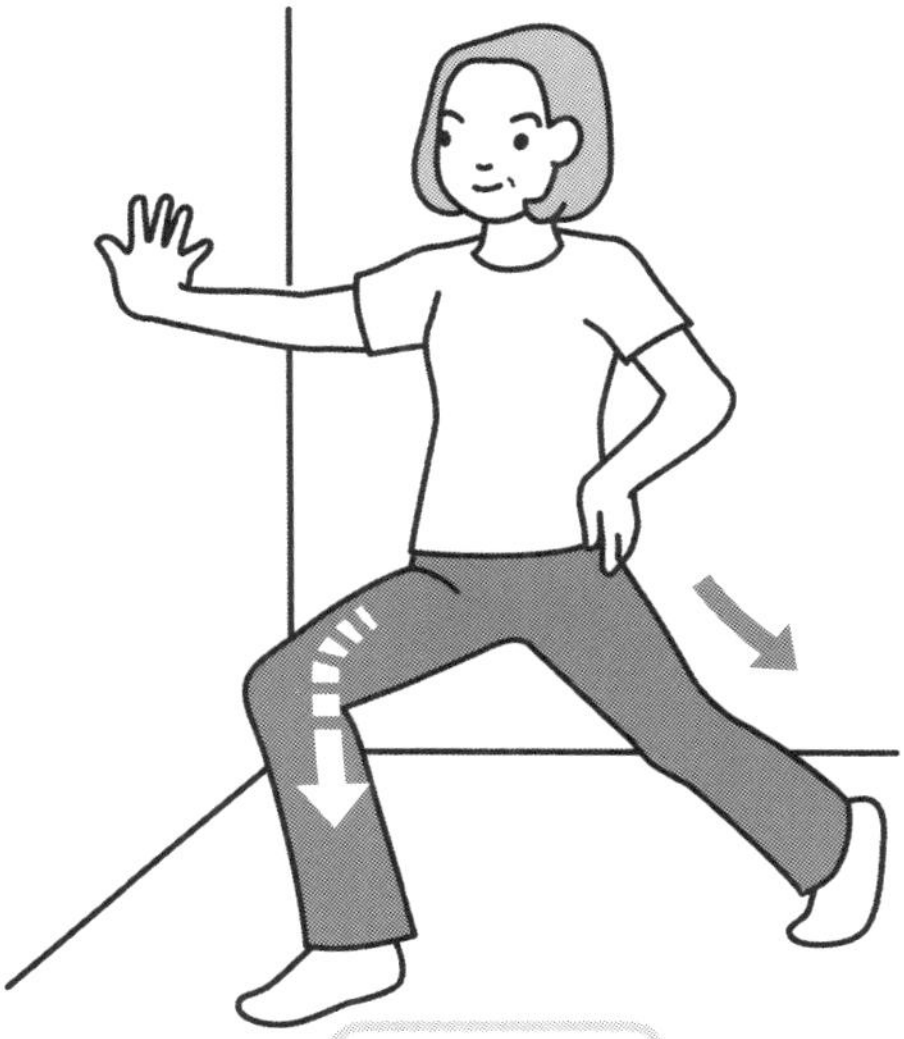

ポイント

体が前かがみになったり、反ったりしないように気をつけること。また、足は反動をつけずに持ち上げること。できるだけ大きく足を上げると効果がアップします。慣れてきたら、壁に手をつかずにやってもよいでしょう。足腰の筋肉がグーンと気持ちよく伸びるのを体で実感しながら行なってください。

スキー体操

スキーをする雰囲気で楽しく！まっすぐ進む直滑降と、斜めに進む斜滑降を模して行ないます。

〈直滑降〉

1 肩幅よりも狭めに足を開いて、背筋を伸ばして立つ。

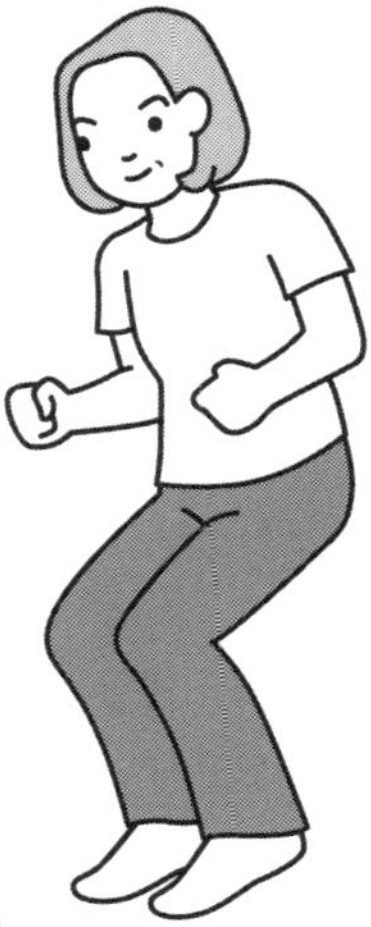

2 ひざを曲げて軽く腰を落とし、ストックを持っている感じでこぶしをつくり、腕を曲げて脇をしめる。

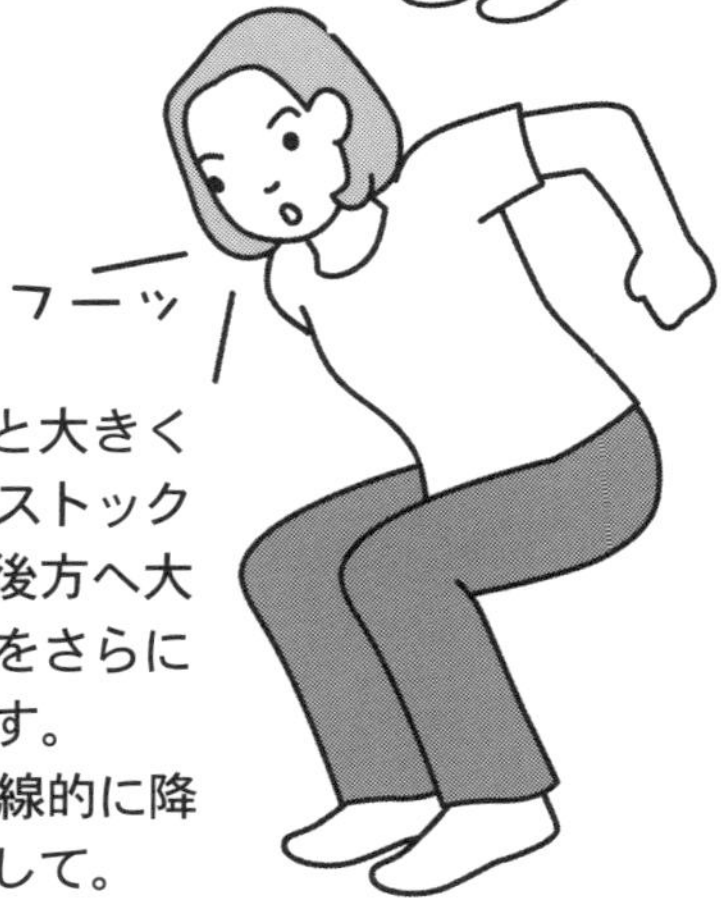

3 「フーッ」と大きく息を吐きながら、ストックをかくように腕を後方へ大きく振りながら腰をさらに落とし、上体を倒す。
斜面をスキーで直線的に降りるのをイメージして。
3回くり返す。

〈斜滑降〉

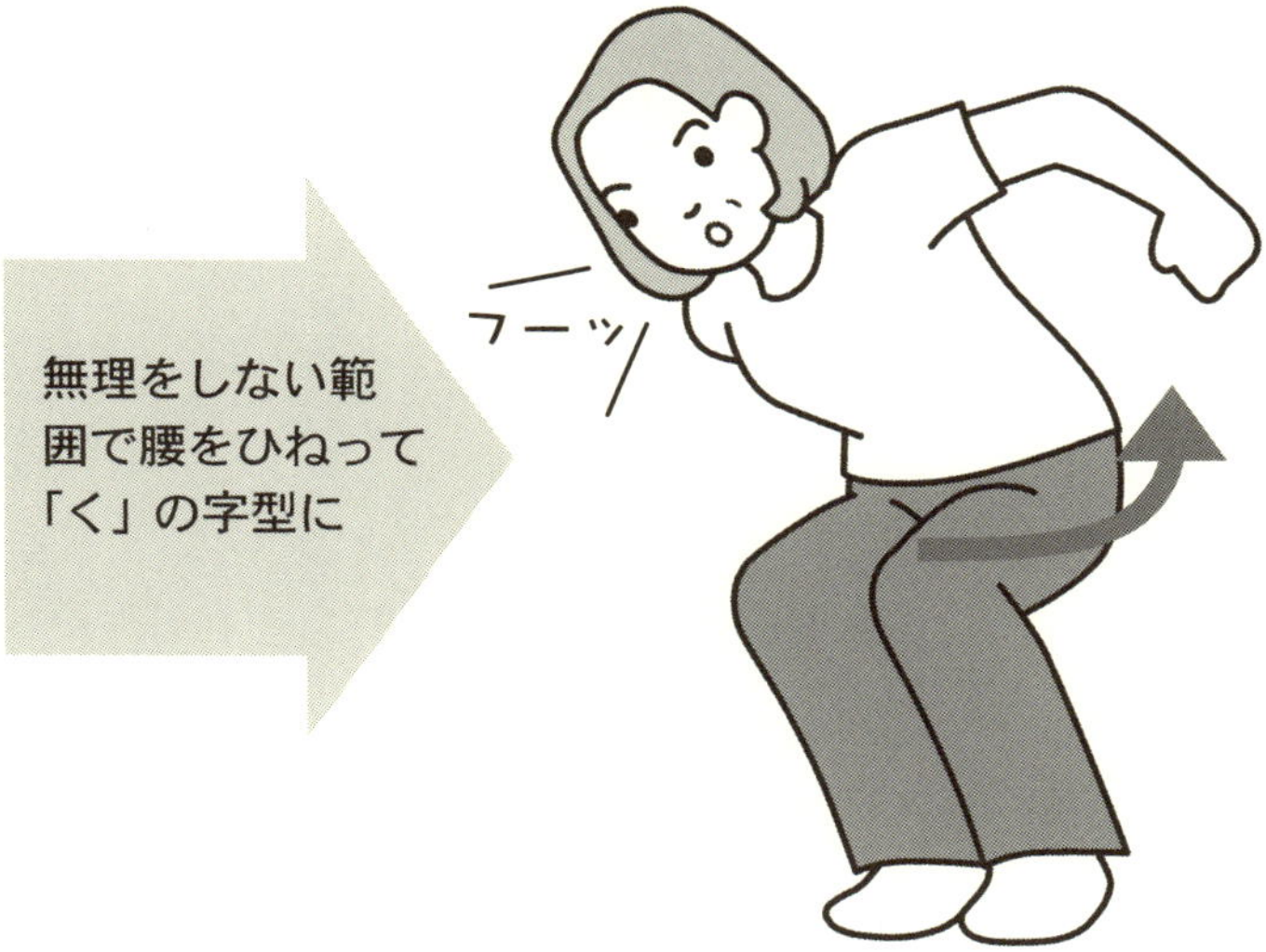
無理をしない範囲で腰をひねって「く」の字型に
フーッ

直滑降のやり方と①~②までは同じ。
「フーッ」と大きく息を吐きながら、斜め前に進むイメージで腰をひねって落とし、上体を倒す。腕を大きく斜め後ろへ。斜面をスキーで斜めに降りていく感じで。左右を交互に行ない、3回くり返す。

ポイント

腰を曲げると痛みが強くなる人は、上体を前へ倒さないで行ないましょう。ストックをかく動作は大きくゆっくりと。息を吐ききるまでポーズを維持します。

☆コラム☆「なりきり」気分で楽しく体操

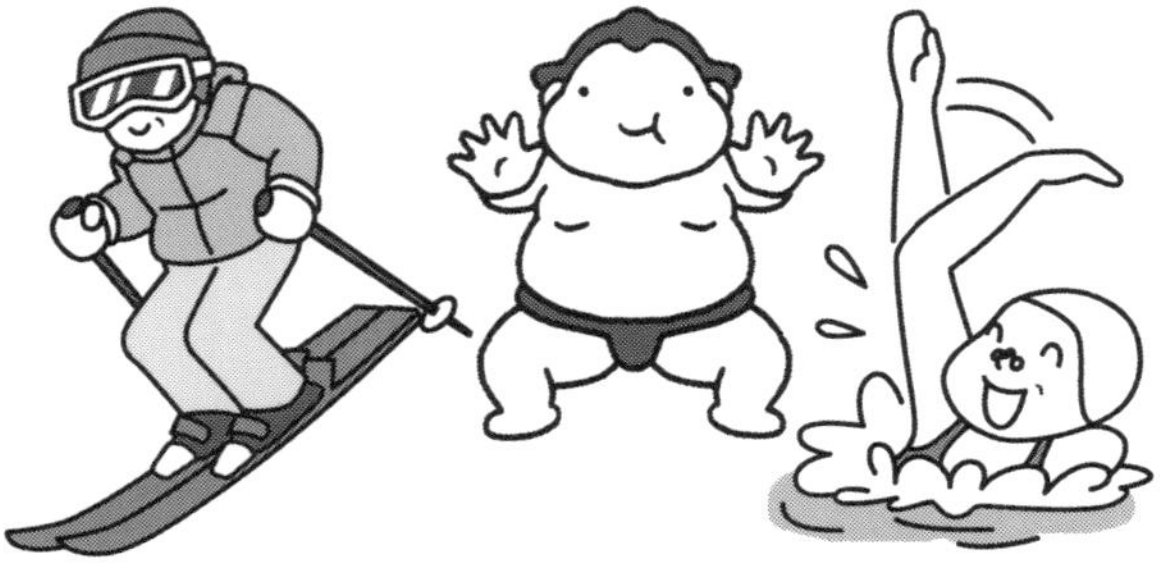

ときには力士、ときにはシンクロナイズドスイミングの選手、そして白銀を滑走するスキーヤー…。体操を行なうときは、ぜひとも「なりきって」やりましょう。

力士になりきれば、足腰をしっかり動かす意識が現れます。シンクロ選手なら、手足を美しくピーンと伸ばすのは当然ですよね。

なりきることで、自然に動かすべき筋肉がわかってくるのです。何より、ただ漠然と行なうよりも「楽しい」のがミソ。プラスのイメージを持ちながら運動をしていると、脳内ホルモンが自律神経のバランスを整えてくれます。

すると、免疫力や自然治癒力が向上。病気になりにくい体質になっていきます。

山なりゴキブリ体操

ひっくり返ったゴキブリのように手足をジタバタ動かす体操。インナーマッスルを効果的に鍛えます。

1 バスタオルなどをくるくる丸めて、「腰枕」をつくります。

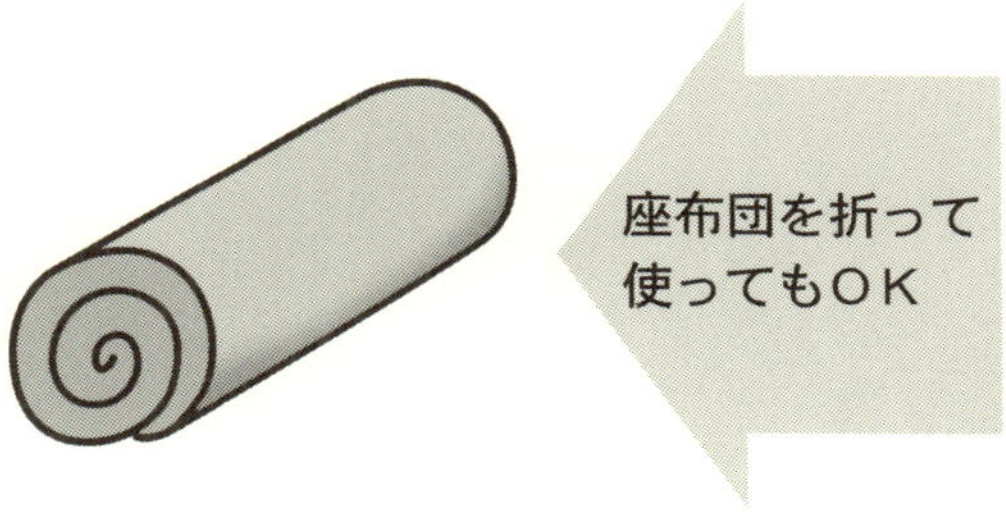

2 腰枕を腰にあてて、床にあお向けになる。両腕と両足を上に伸ばす。

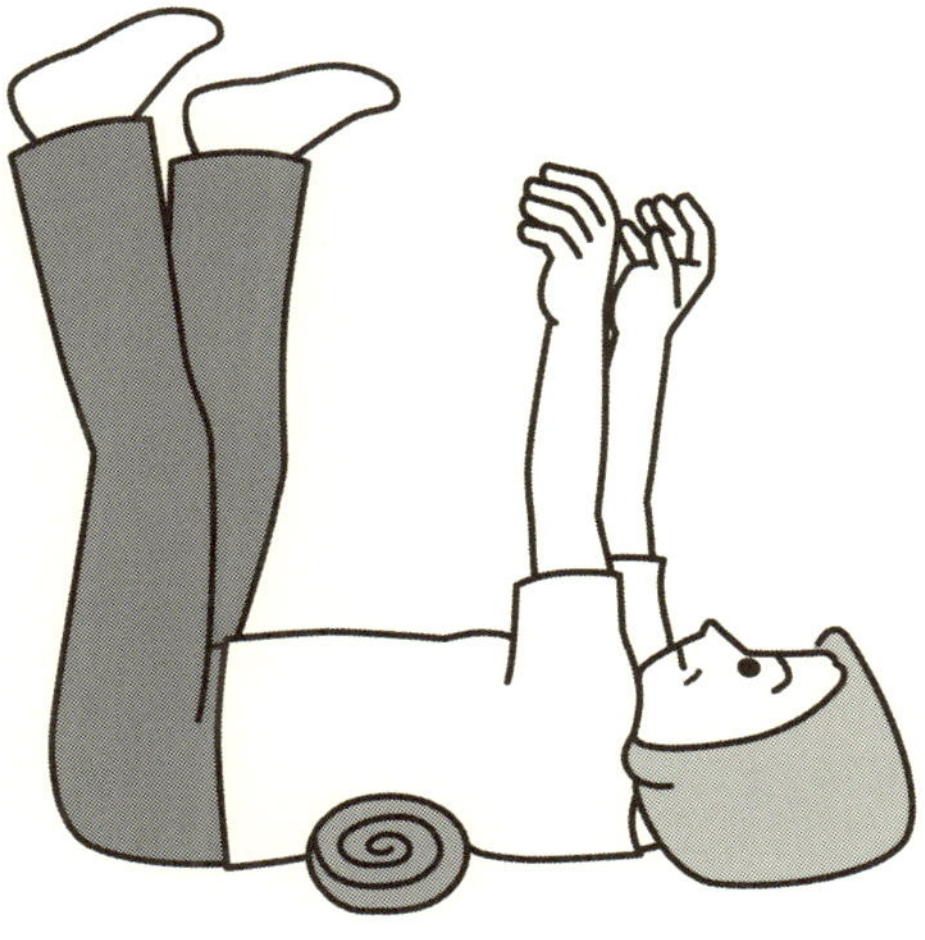

3 ひっくり返ったゴキブリがもがくように、両腕と両足をバラバラに動かす。1分やって余力があれば、さらに30秒追加。

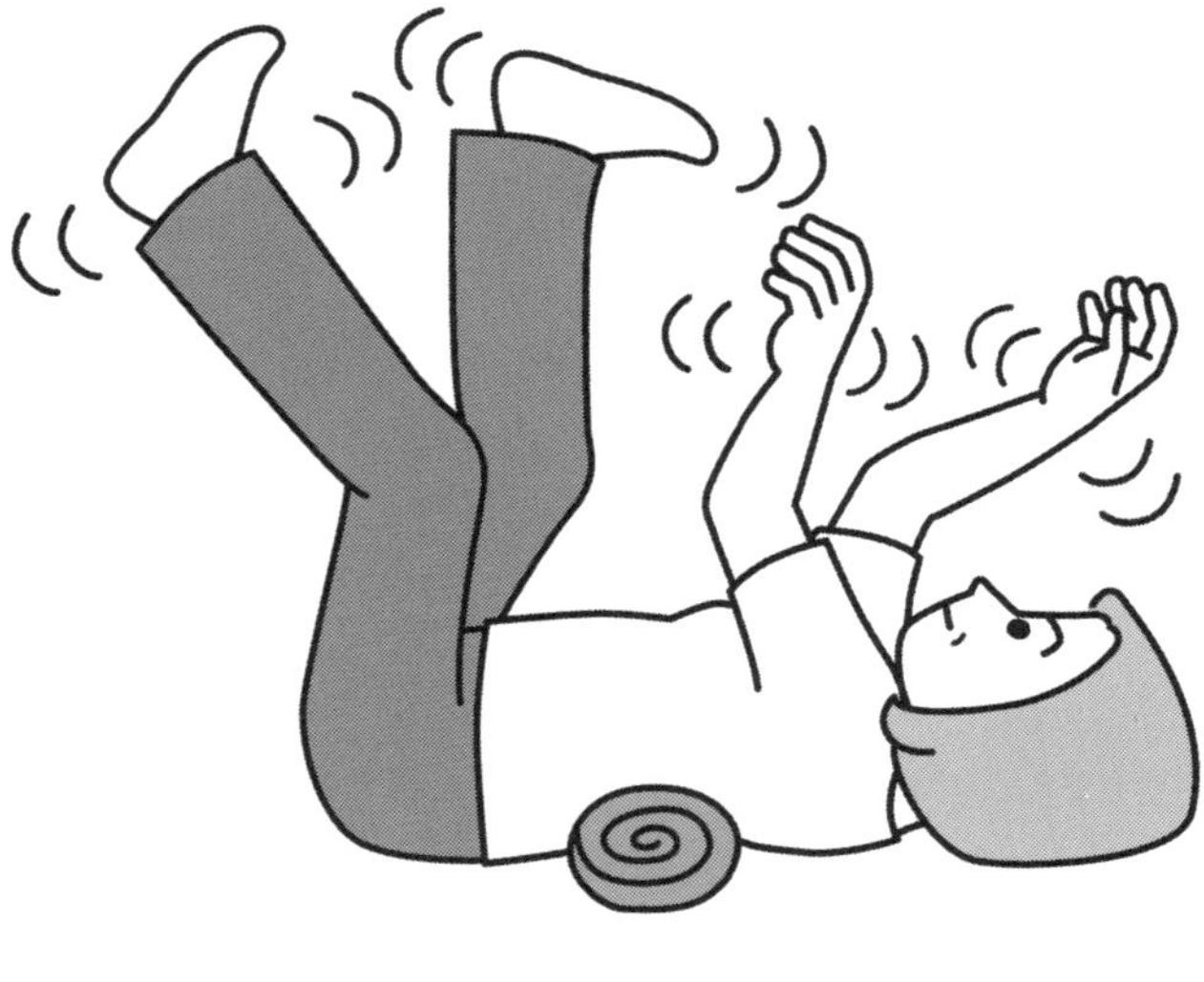

ポイント

腰枕をすると痛みが強くなる人は、次ページの「基本のゴキブリ体操」をやってください。最初はゆっくり手足を動かし、慣れてきたら、だんだんスピードアップ。足と手をいっぺんに動かすのが難しい人は、まずは足に集中して行ない、足が疲れてきたら手に集中といった具合に行ないましょう。

〈 基本のゴキブリ体操 〉

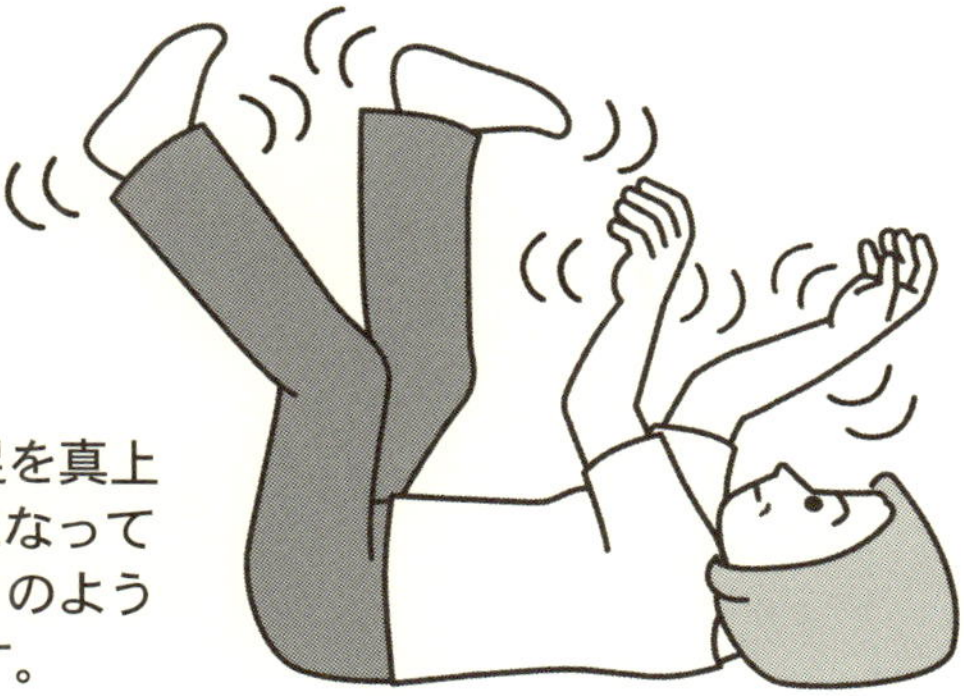

寝転がって手足を真上に。あお向けになってもがくゴキブリのように手足を動かす。

●さまざまな効果を持つゴキブリ体操

名前のイメージはよろしくないですが、大きな効果が期待できるのが、私が考案した「ゴキブリ体操」です。

この体操は腰の深部にあるインナーマッスルを効率よくトレーニングします。腰枕を使わなくても、優れた腰痛改善の効果があります。そのほか、脂肪燃焼作用にも優れ、ダイエットにも役立ちます。手足を上げてバタバタ動かすことで末端の血流を改善、高血圧の改善にも効果を発揮します。

足腰に不安がある人でも寝転がってできるので転倒の心配がありません。朝起きたときに布団の上でやって爽快な1日をスタートさせましょう。

(2-1) 骨のためのメニュー

◇◇◇適度な負荷や刺激を与えて骨を強く！◇◇◇

足首や手首の骨をゲンコツで軽く叩いてみてください。もし、違和感や痛みがあったなら、骨粗しょう症が進んで骨にダメージが生じているのかもしれません。近所の医療機関にできるだけ早く行き、骨密度の検査をしてもらいましょう。そのとき、一カ所（手であることが多い）だけでなく、二カ所の検査をしてください。手の骨密度は高いのに、その他の部位は低くなっていることがあるからです。

なぜ、部位によって差が出るのか。

その理由は使用頻度にあります。骨は適度な負荷や刺激を受けると、骨の中の血流量が増え、栄養や酸素が行き渡りやすくなって骨が丈夫になります。そのため、よく使う手の骨密度は他の部位よりも高いことが多いのです。一方、使わない部分、適度な負荷や刺激を受けることが少ない部位はどんどん弱くなってしまいます。

■コツコツ骨叩きで骨粗しょう症が改善

（男女30人に薬剤投与しながら左前腕橈骨《とうこつ》へ6ヵ月間コツコツ骨叩きを継続。骨密度の指標である骨塩量を6ヵ月後に統計。周東寛、2010）

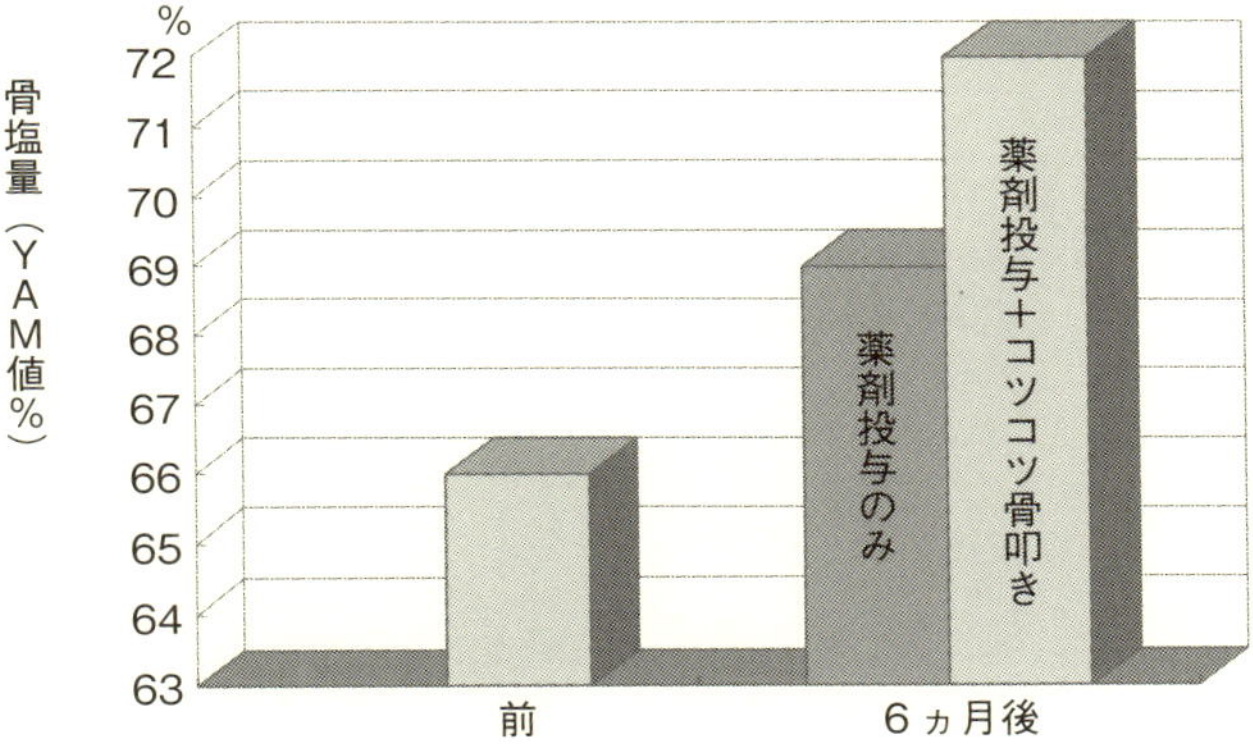

骨密度を高めるのに効果的なのが、手でコツコツと骨を叩いて刺激を加えること。実際に私の患者さんたちに行なってもらったところ、明らかな骨量の増加が認められました。強く叩くと刺激が強すぎる場合があるので、軽く弱めの力で叩きましょう。立ったり、しゃがんだりして行なうと、運動による負荷刺激もプラスされます。

また、片側の足だけで立って骨に負荷をかけたり、足踏みで刺激を与える方法も、骨を丈夫にします。なお、片足立ちには体のバランス軸を安定させる効果もあるので、骨格のゆがみ改善や、よい姿勢を身につける方法としても有効です。

コツコツ骨叩き

適度な刺激を与えて骨量をアップ。リズミカルにコツコツ♪と全身を軽く叩いてください。

1 足を少し開き、まっすぐ背筋を伸ばして立つ。片側の腕を前方に伸ばす。

2 もう一方の手でつくったゲンコツで、手首から肩まで５回ずつ軽く叩いていく。手を替えて同様に叩く。

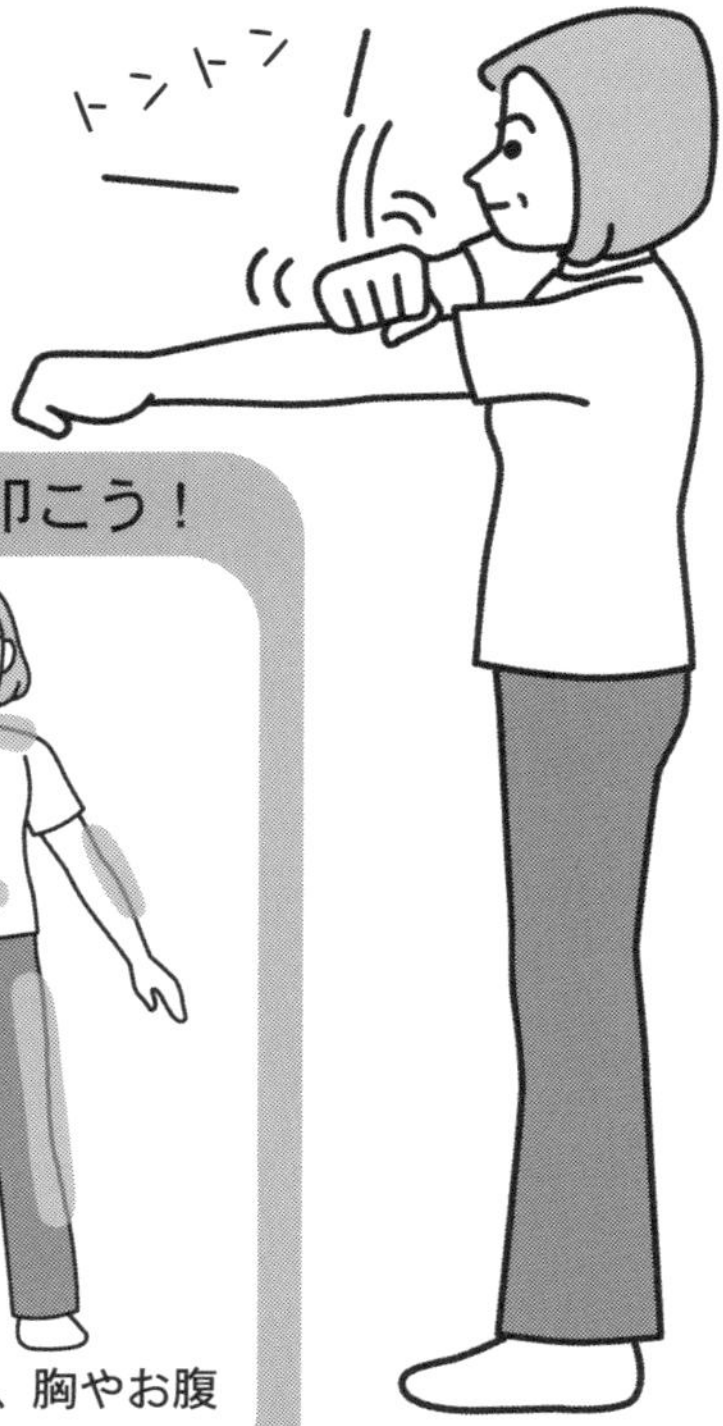

●ココを叩こう！

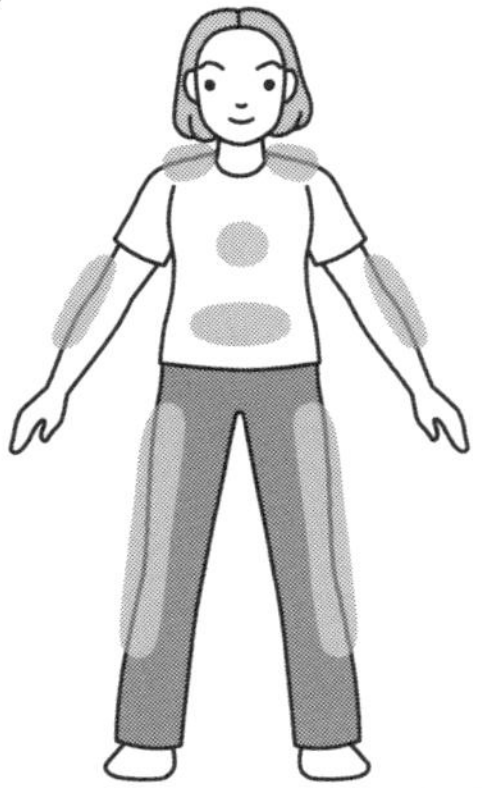

足や腕のほか、胸やお腹も叩くとよい。

❸ 腰を落としてしゃがみ、両方の手でゲンコツをつくる。

❹ 足首から太もも、腰へと立ち上がりながら体の側面を５回ずつ叩いていく。わき腹、わきの下まで叩く。

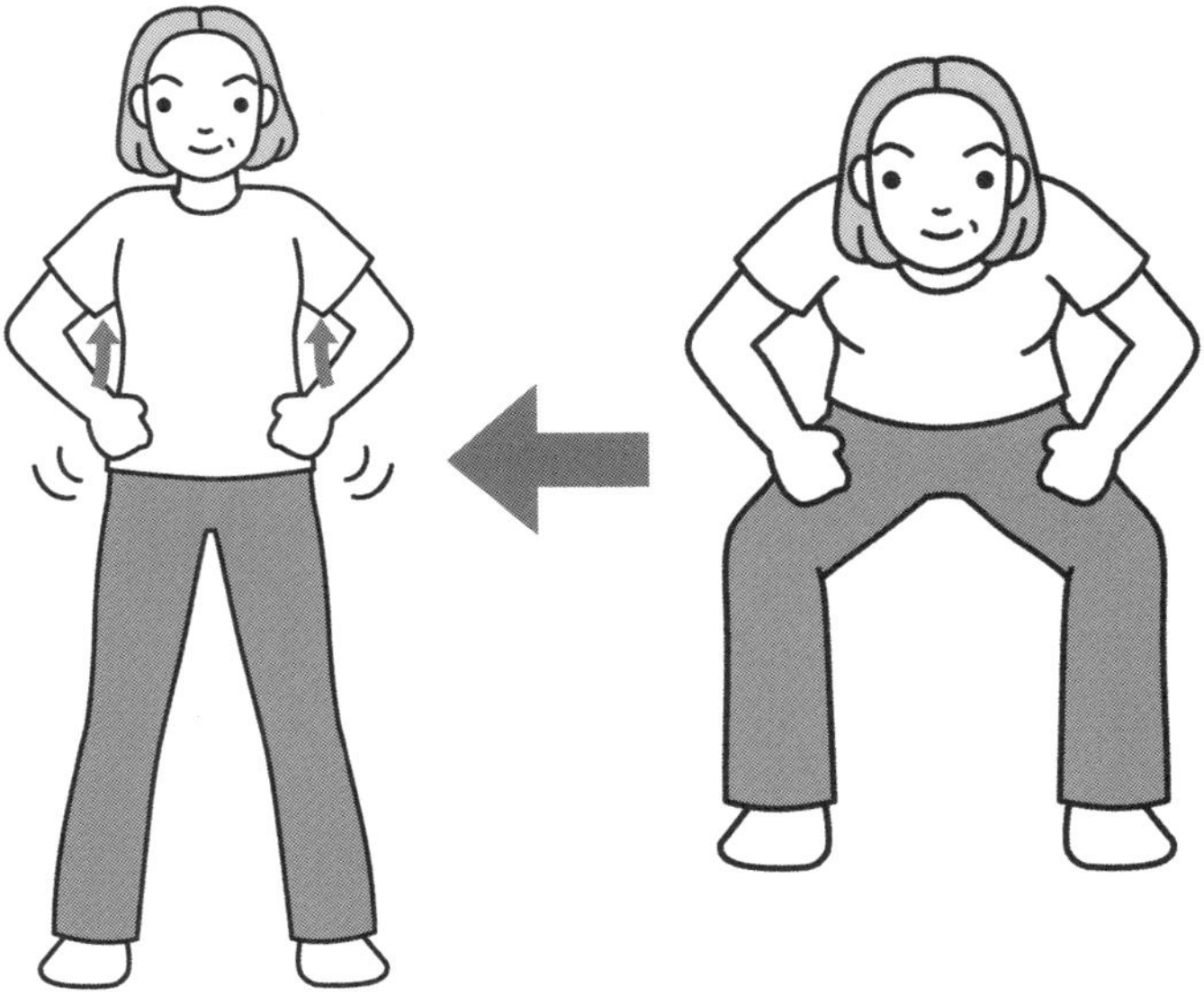

ポイント

強く叩く必要はなし。ごく軽い力で叩いていきましょう。体の前面や裏面もプラスして叩くとさらに効果が期待できます。なお、座って行なってもかまいません。

〈 応用編 〉

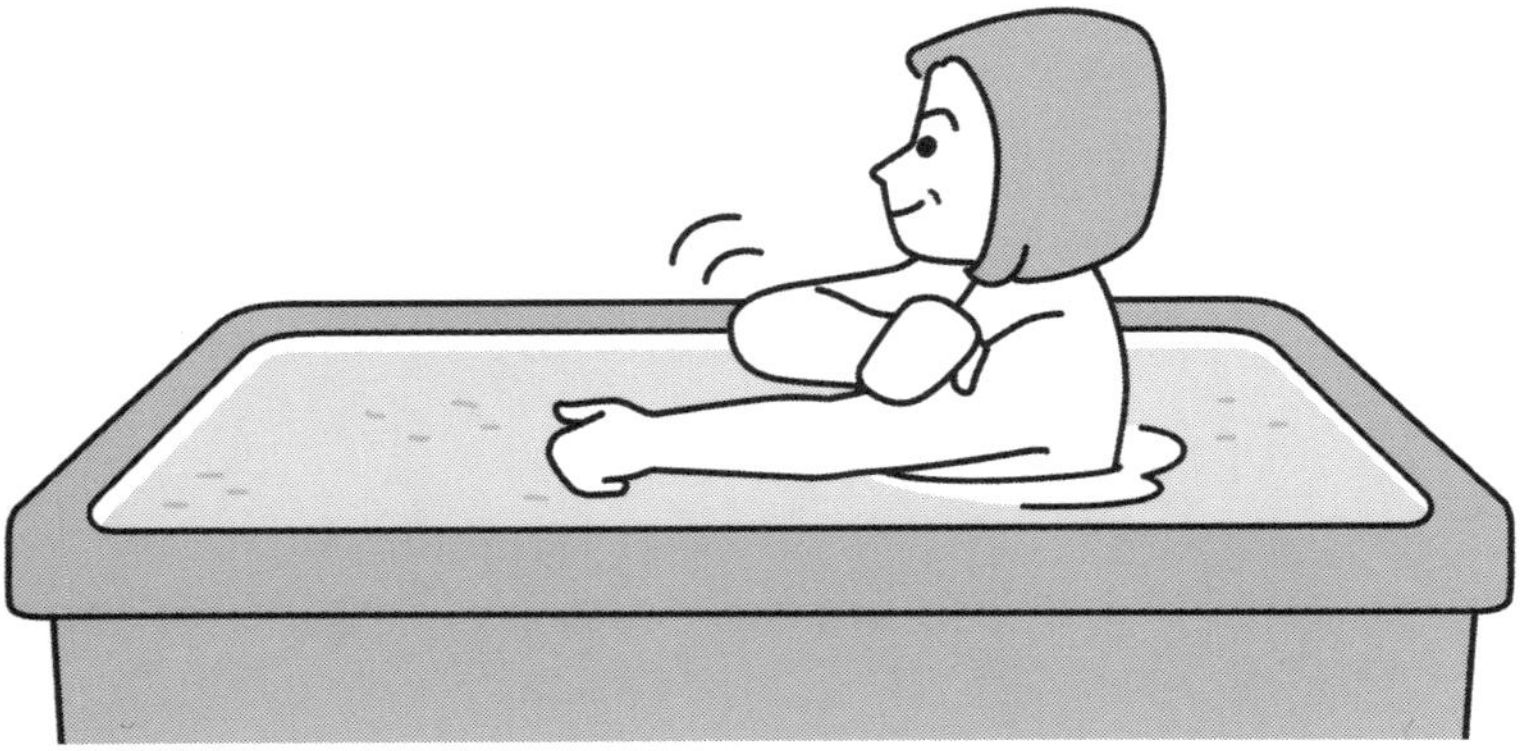

入浴中、湯船につかっているときにコツコツ骨叩きを行なってみましょう。体を温めながら実践すると、細胞の活性や血流促進の効果がさらに望めます。なお、のぼせないようにくれぐれも気をつけて。

●体を温める効能

体が温まると血管が拡張し、全身の血行がよくなります。すると、痛みや疲労が緩和するほか、栄養や酸素がしっかり供給されて、細胞ひとつひとつが元気に。ミトコンドリアが増え、成長ホルモンの分泌も促されます。さらにサイクリックＡＭＰ（詳しくは 142 ページ参照）という健康に必須の体内物質も増加します。

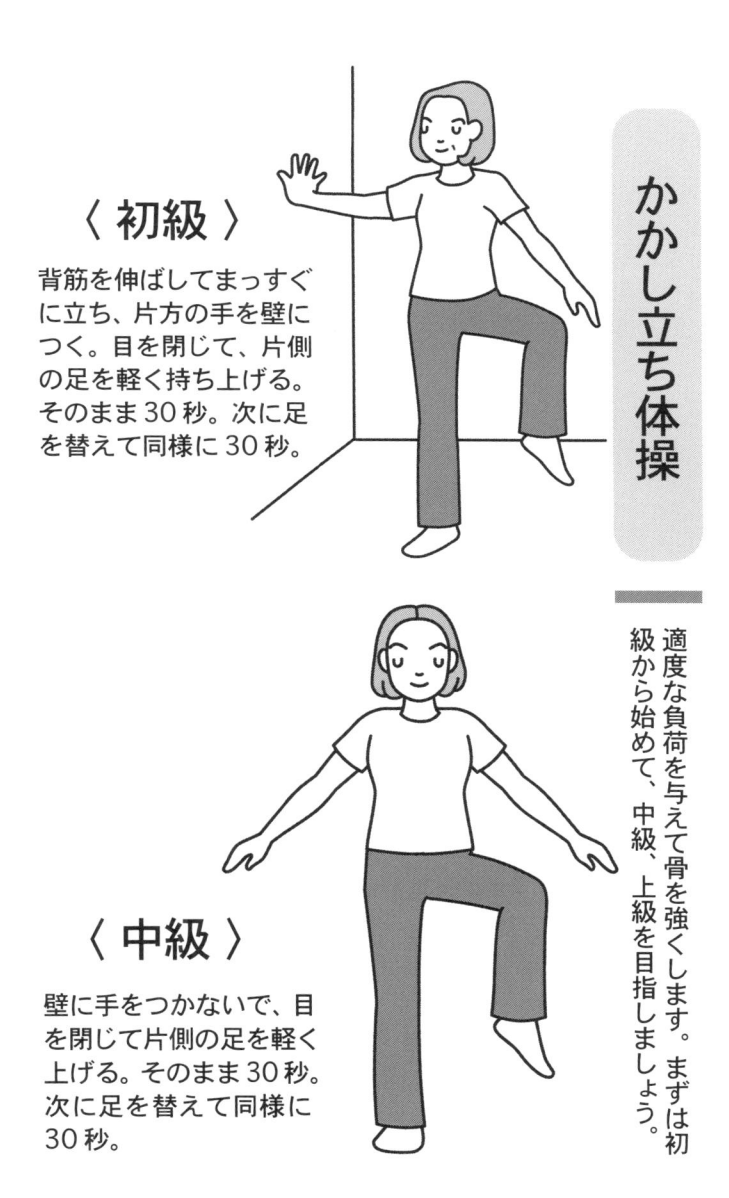

かかし立ち体操

適度な負荷を与えて骨を強くします。まずは初級から始めて、中級、上級を目指しましょう。

〈 初級 〉

背筋を伸ばしてまっすぐに立ち、片方の手を壁につく。目を閉じて、片側の足を軽く持ち上げる。そのまま30秒。次に足を替えて同様に30秒。

〈 中級 〉

壁に手をつかないで、目を閉じて片側の足を軽く上げる。そのまま30秒。次に足を替えて同様に30秒。

〈上級〉

目を閉じて片側の足を軽く上げたら、両手を上げてバンザイし、そのまま30秒。次に足を替えて同様に30秒。

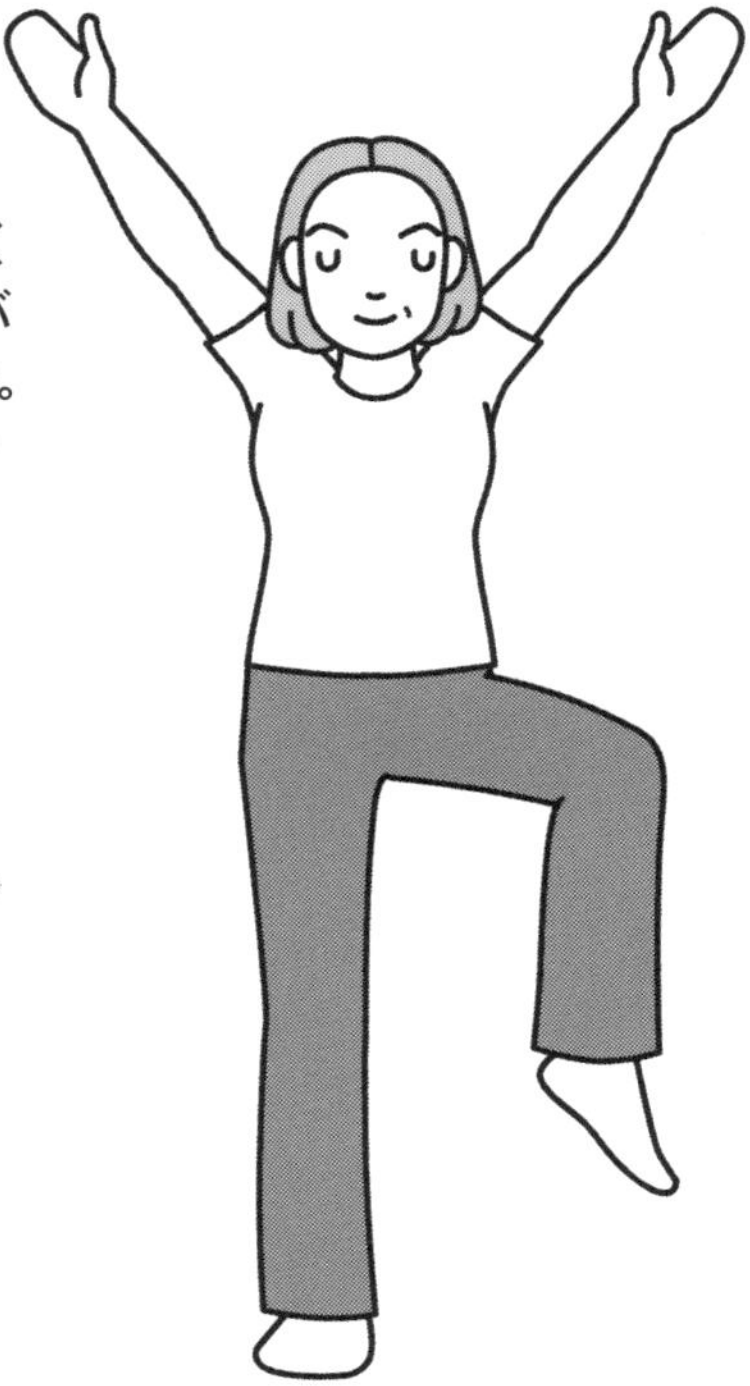

ふらついて倒れないように注意

ポイント

骨に負荷を与えて鍛えるのに加え、体の軸を安定させ、バランス感覚をアップする効果もある体操です。基本は太ももを軽く上げますが、さらに高く上げるほど効果がアップします。太ももは、前方に足踏みをするように上げても、股を広げて横に上げても、どちらでもかまいません。やりやすい方法で行なってください。

その場ウォーキング

足が着地するときの刺激で骨を強化。時間を増やせば、ウォーキングの効果も得られます。

1 背筋を伸ばしてまっすぐに立ち、手は自然に下ろす。

2 手を大きく振りながら、その場で足踏み。太ももを高めに上げ、かかとから着地する。大きな声で歌いながら行なえば、無理なく腹式呼吸ができ、細胞活性や脂肪燃焼効果もプラスされる。3分間。

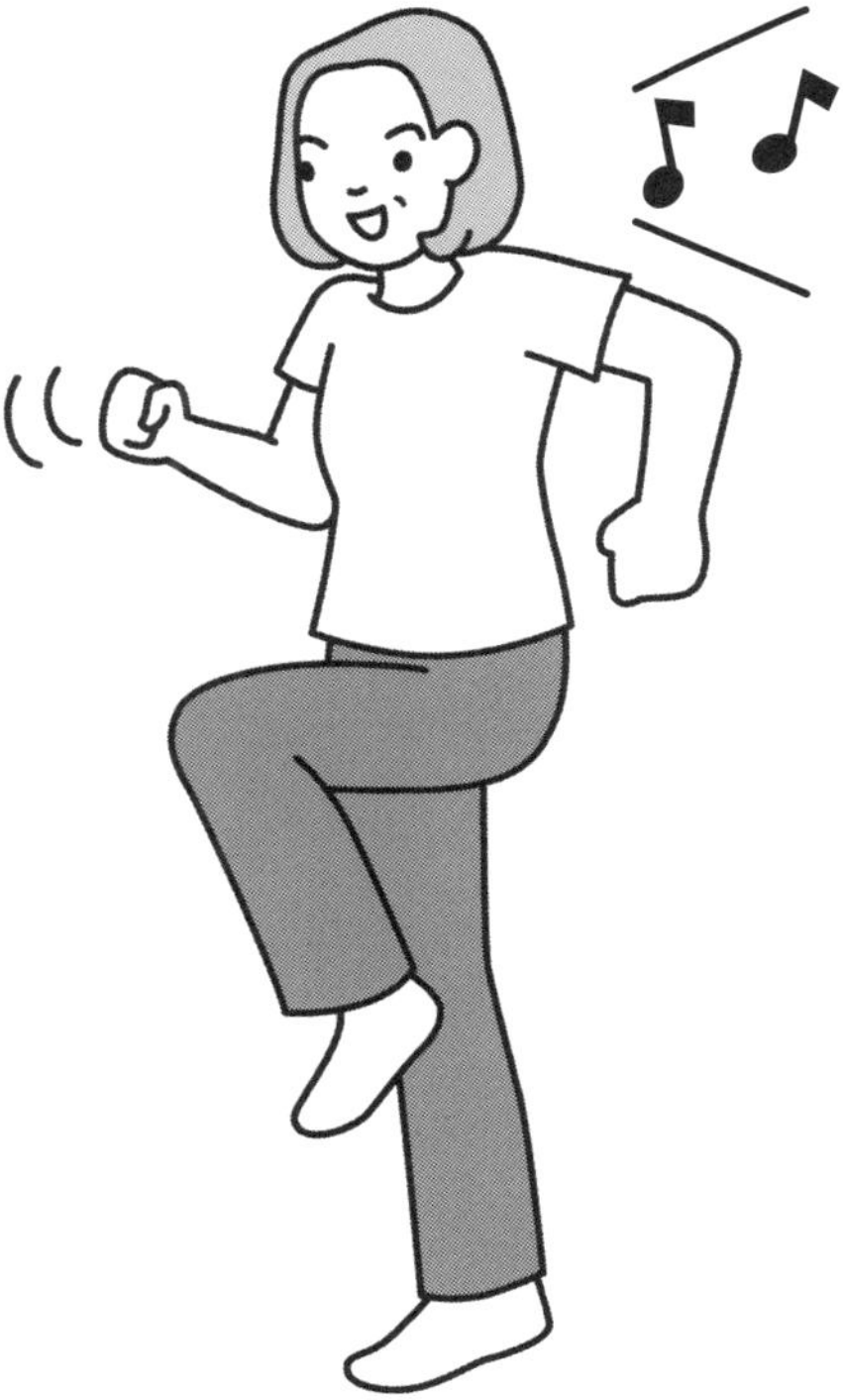

〈 ひざに不安がある人は… 〉

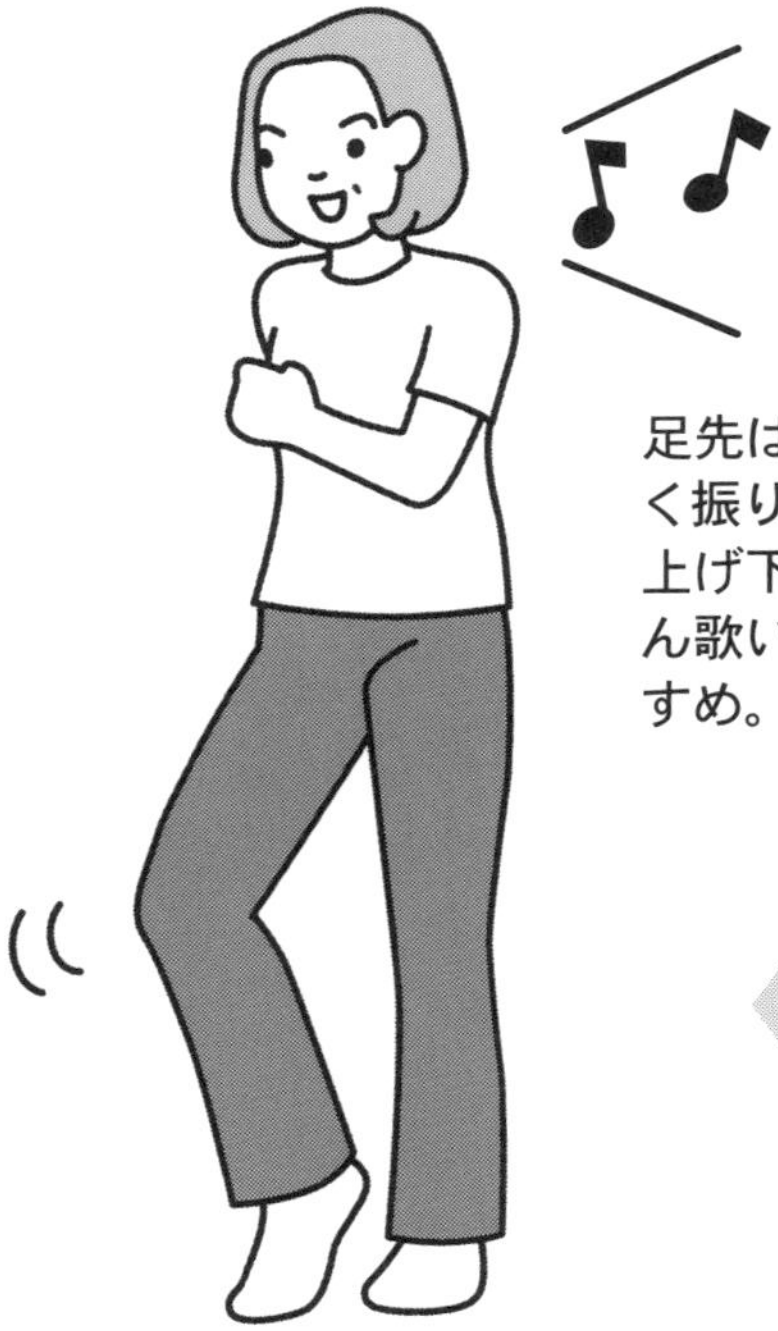

足先はつけたまま、手を大きく振りながら、かかとだけを上げ下げして足踏み。もちろん歌いながら行なうのがおすすめ。３分間。

つま先は床から離さず、かかとだけで足踏み

ポイント

背中が丸まったり、腰が反ったりしないように気をつけましょう。家具の上に手を置く、壁に手をつくなどして体を支えてもＯＫです。タンタンタン♪とリズムにのって行進するように行なってください。ドンドンと踏みつけるのはＮＧです。板敷きなどの固い床は避け、じゅうたんや畳の上などやわらかめな床で実践してください。

☆コラム☆筋肉貯金と骨貯金に励もう！

病気やケガなどで長く寝込んだ後に、ふらつきなどを感じた経験はありませんか？　闘病でエネルギーを消耗した結果でもありますが、使わずにいたことで筋肉などが弱ってしまったせいでもあるのです。1週間寝込むと筋肉量が20％、3週間寝込むと60％も低下してしまうという報告を聞いたこともあります。

それだけではありません。同時に骨も弱くなってしまいます。骨に力が加わらない状況が続くと、体は骨の強度がさほど必要ないと判断して、尿や便とともにカルシウムを排出、そのために骨量が減少してしまうのです。

筋肉量や骨量が十分にある人ならば、減っても支障はさほどないでしょう。しかし、少ない人の場合は大変です。病気やケガは治ったのに、ベッドから起き上がれない……といったことが十分あり得るのです。

イザというときのためにも、日ごろから運動を行なって筋肉量と骨量を蓄えておきましょう。いわば、筋肉貯金と骨貯金です。世の中の銀行とは違い、こちらの利息はすごいです！「寝たきり防止」のおまけが付いてきます。

(2-2) 背中や腰の骨を調整するメニュー

◇◇◇常に負担を受ける骨を労わる◇◇◇

私たちの背中や腰は常に重い負担を強いられています。スウェーデンの整形外科医ナケムソンさんの調査によると、立っているだけで腰には平均すると100kgもの圧力がかかっているといいます。言い換えれば、常に腰の上に100kgの重石をのっけて立っているようなものなのです。

私たちが住む地球には重力があります。そのため、「いる」だけで圧力を受けることに。寝ていようが、座っていようが、24時間365日、常に腰や背中には圧力がかかっています。背中や腰の骨、筋肉はそんな

■腰にかかる圧力

あお向けで寝る	25kg
横向きで寝る	75kg
立つ	100kg
咳をする	140kg
椅子に座る	140kg
軽いおじぎ	150kg
椅子に座ってかがむ	185kg

(Nachemson,1976 より)

〈背中や腰の骨がゆるむイメージ〉

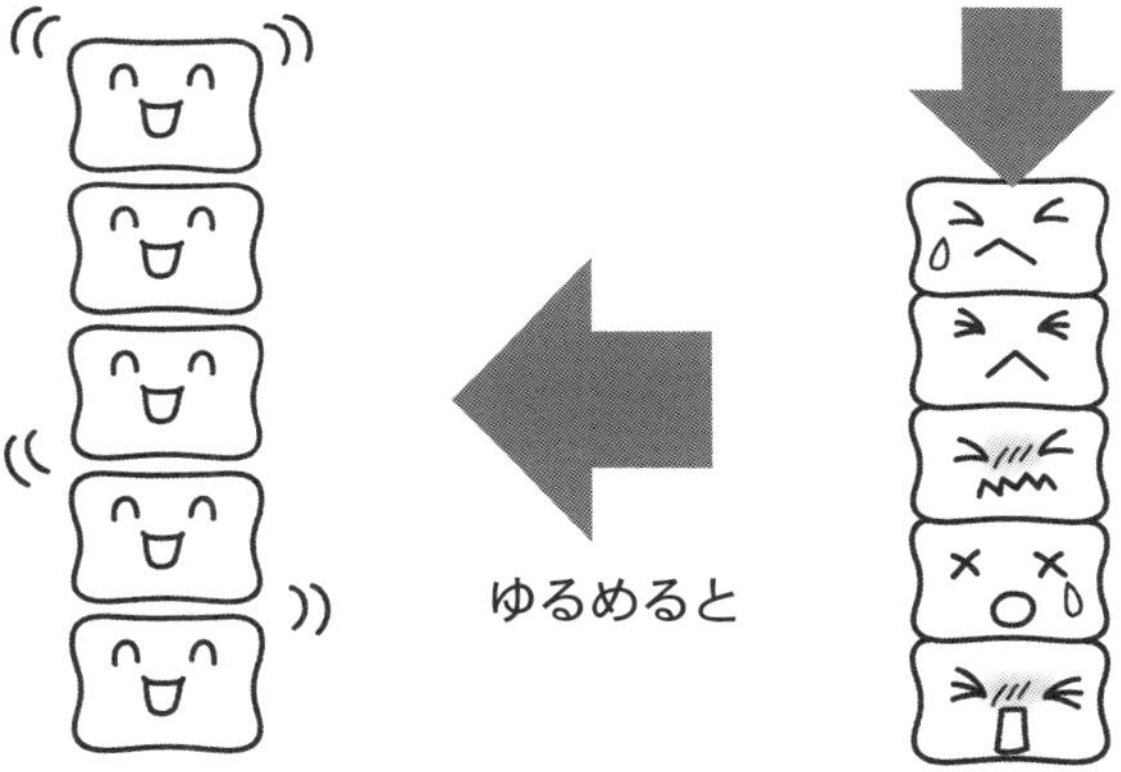

上下からの力で重い負担を受ける背中や腰の骨。
ほぐしてゆるめることで、ダメージを改善。

苦境をものともせず、日夜がんばって私たちの体を支え続けているのです。

上からの重力だけでなく下からの反発力もあり、それらに挟まれた背中や腰の骨は、いわばギュウギュウに押しつけられているようなもの。ゆがみなどが生じやすく、筋肉や神経にも悪い影響を与えると思われます。

そこで行なっていただきたいのが、背中や腰の骨をほぐすこと。震わせたり、ピーンと伸ばして背中や腰の骨をゆるめるイメージです。血管や神経の圧迫を改善するのにもつながるでしょう。また、気持ちがいいので自律神経を整える効果も望めます。

ブルブルこんにゃく体操

緊張や疲労で固くなった背骨や背中・腰の筋肉をほぐします。リラックス効果もばつぐんです。

1 足は肩幅程度に開き、背筋を伸ばして立つ。手は自然に下ろす。

2 大きく息を吸ってから、「フーッ」と吐きながら体の力を抜く。それから鼻から息を吸う。

3 その息を「フーッ」と口から吐きながら、全身をブルブル震わせる。30秒間以上。

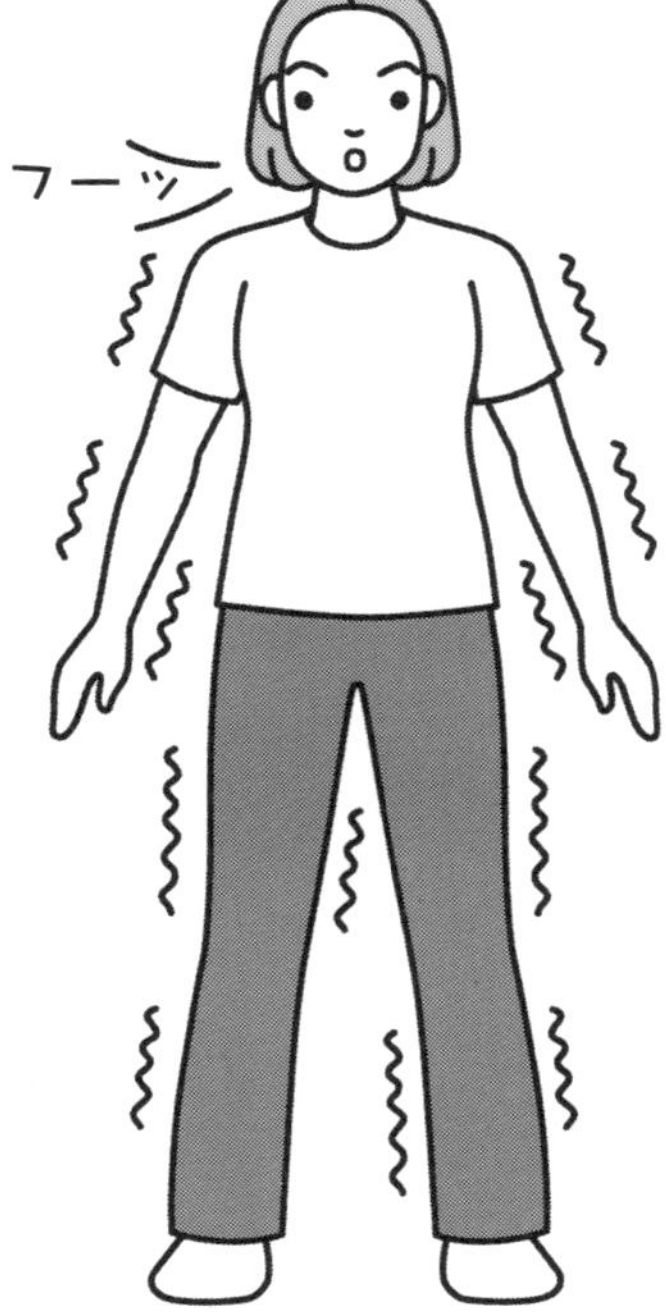

〈応用編〉

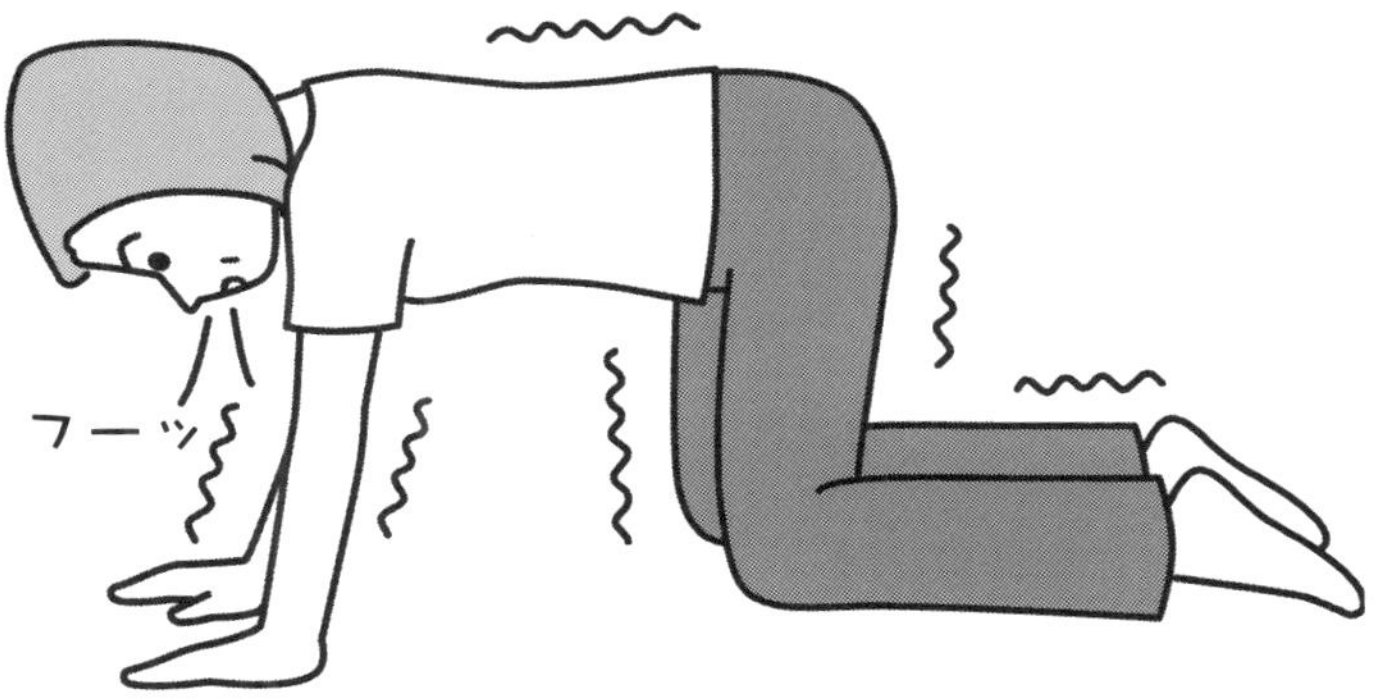

床に両手、両ひざをついて四つんばいになる。鼻から大きく息を吸ったら、口から「フーッ」と吐いて脱力。再び鼻から息を吸い、口からゆっくり吐きながら、全身をブルブル震わせる。30秒間以上。

ポイント

固くなった背中や腰の骨や筋肉が、振動によってゆるゆるとほぐれていくのを想像しながら行ないます。

こんにゃくになった気分（！）で、全身を思いっきりブルブル。全身で気持ちよさを感じてください。リラックス効果が高いので、夜、眠る前に実践するとぐっすり安眠できるでしょう。

ＹＩＡ体操

背中や腰の骨や筋力のバランスを正して骨を調整する体操です。縮こまった体をグーンと思いっきり伸ばしましょう。

1 肩幅に足を開いて、背筋を伸ばして立つ。

2 両手を頭の上に上げ、斜め上に向けて伸ばす。これが「Ｙ」。

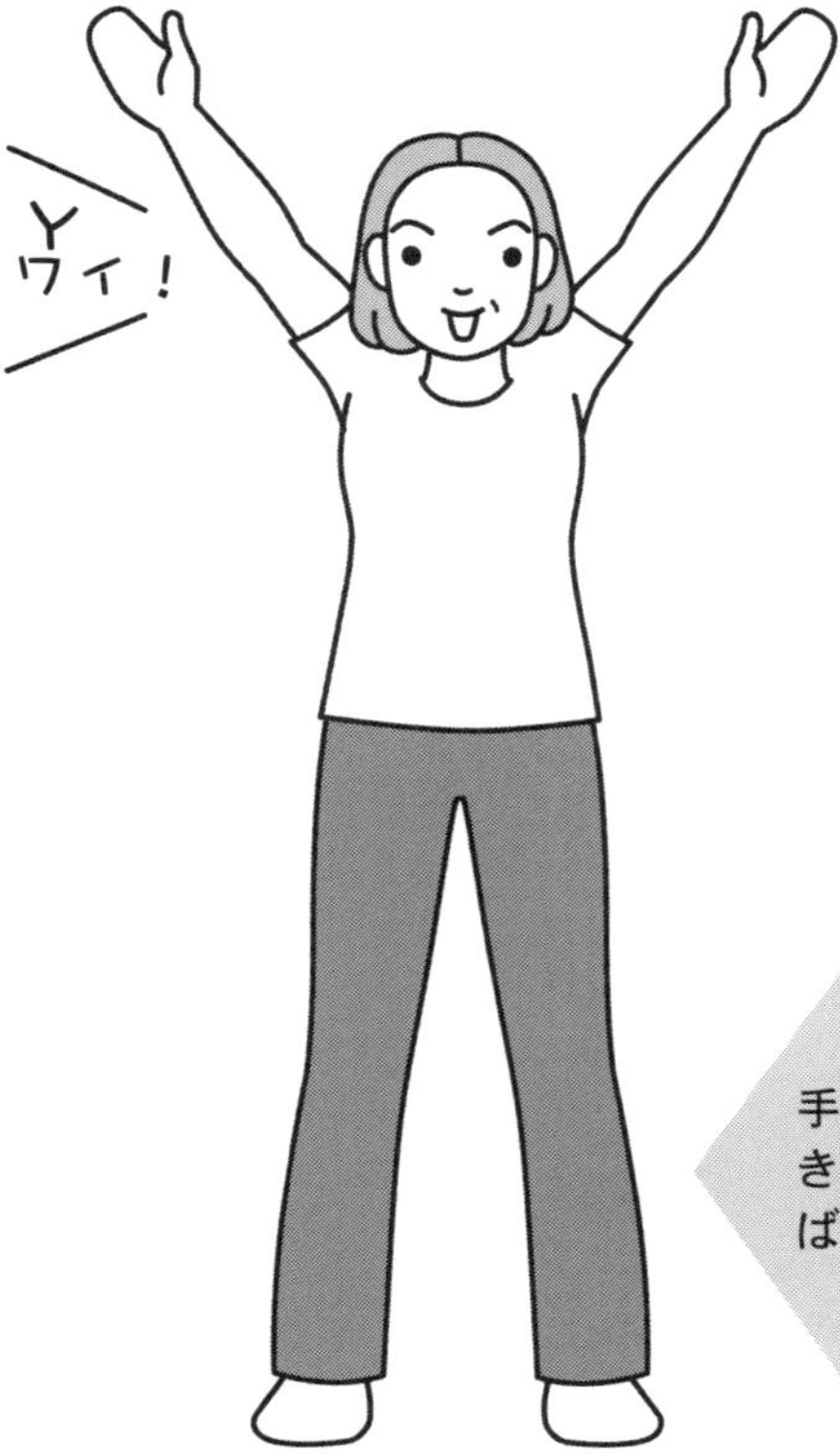

手のひらは内向きに。指先は伸ばす。

3 両腕を耳に沿うように、真上へまっすぐに伸ばす。これが「I」。

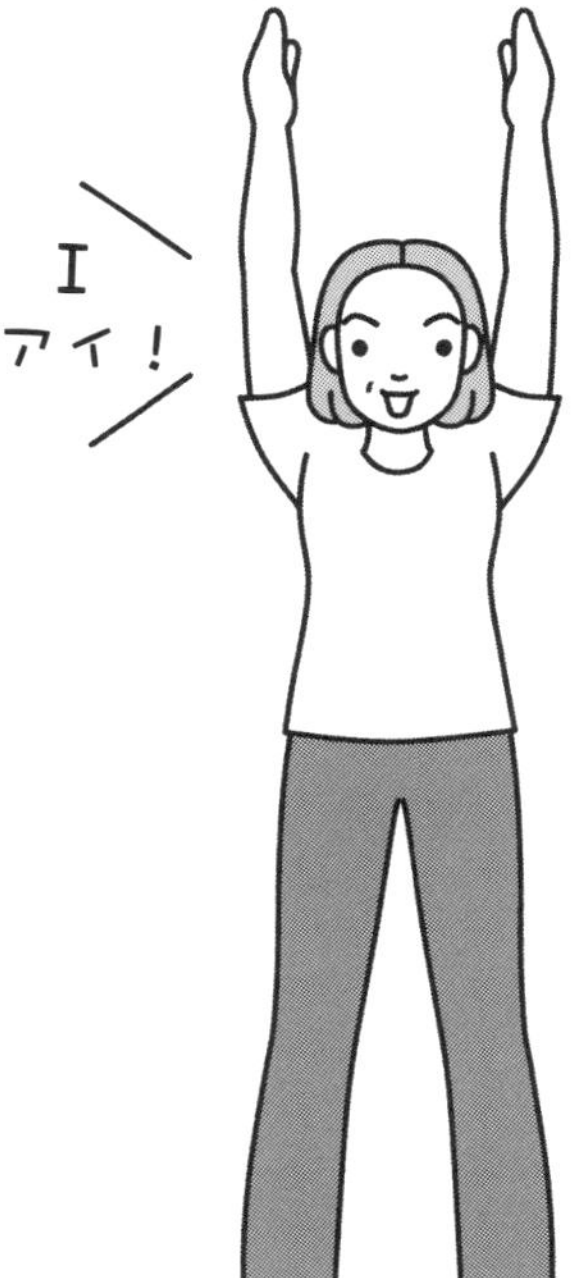

4 両手の指先を合わせ、できるだけ上に伸ばす。同時に背伸びをし、体全体をグーンと伸ばす。これが「A」。「YIA」を1セットとして、10回くり返す。

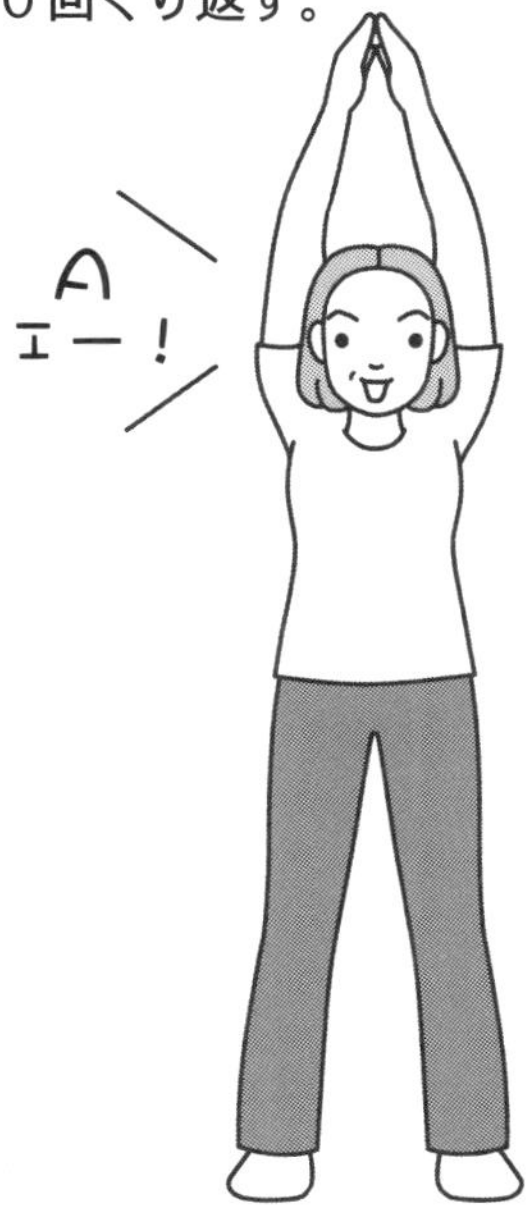

ポイント

「Y」と「I」のときは、足裏全体を床につけたまま行なって、「A」のときにかかとを離してつま先立ちになります。腕はできるだけピーンと伸ばしましょう。「ワイ！」、「アイ！」、「エー！」と声を出しながら行なうのがおすすめです。

バレリーナのポーズ

軸を安定させながら、背中や腰を伸ばします。同時に足や腕も存分に伸ばして。

1 背筋を正し、ひざを伸ばすのを意識して立つ。片側の腕を手のひらを下に向けたまま頭上に伸ばし、同じ側の足を一歩前に。もう一方の腕は手のひらを上に向けた状態でお腹の前に。手首は伸ばしたままにする。

2 息を吐きながら背筋をピーンと伸ばし、上げた腕はより上へ、お腹の前の腕はより下へ伸ばす。このまま５秒。手足を替えて同様に５秒間行なう。

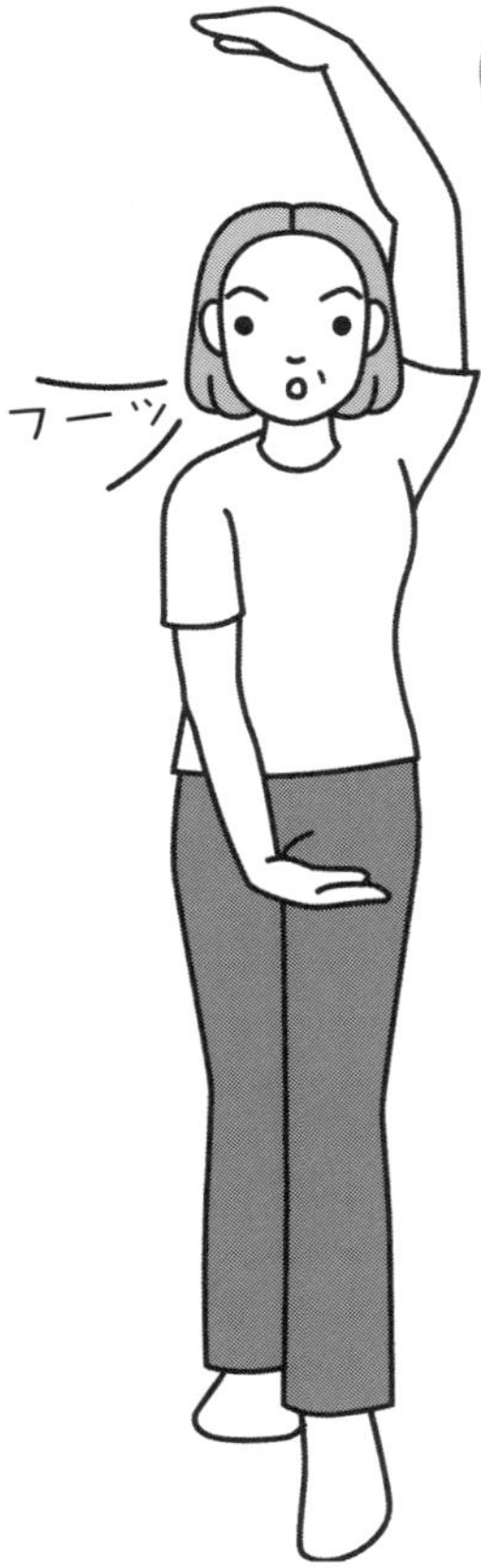

前へ出した足は、
かかとを床から
離さない。
重心は後ろ足に。

〈上級編〉

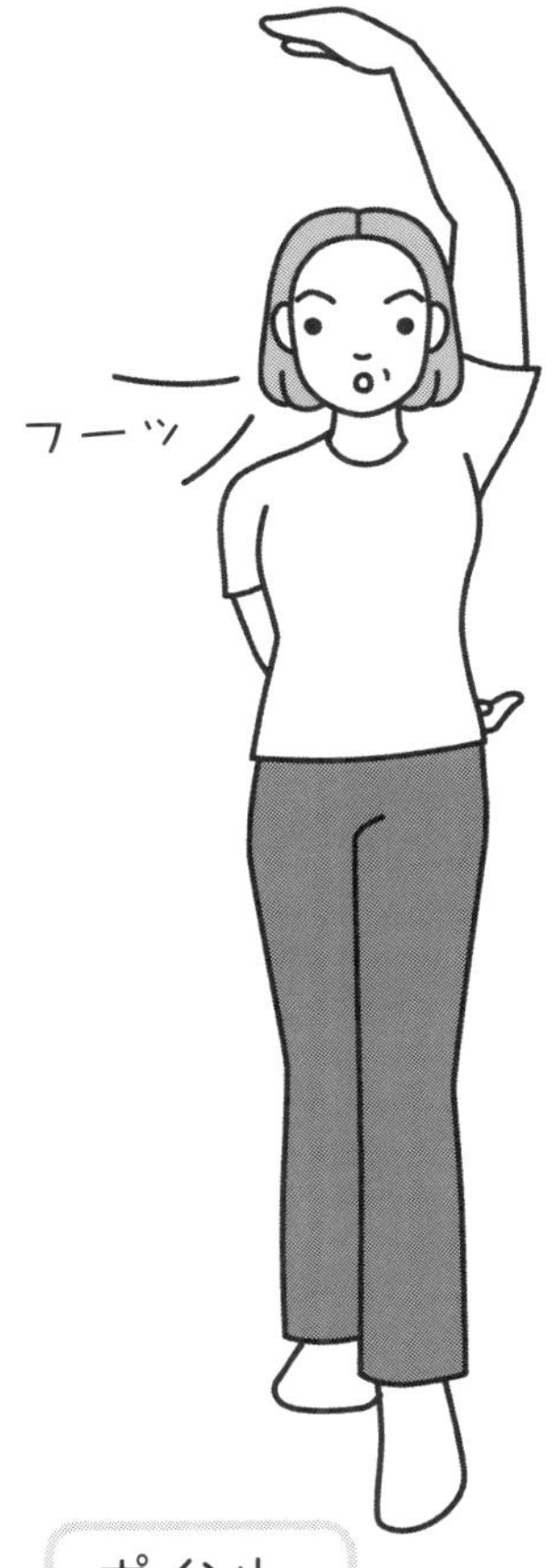

ひざを伸ばしてまっすぐ立つ。両腕は前ページと同じく伸ばしますが、片方の腕はお腹の前ではなくお尻側へ。この状態で息を吐きながら、背筋を伸ばし、上げた腕はより上へ。お尻側の腕はより下へ伸ばす。後ろの足は、つま先までピーンと伸ばす。このまま５秒間姿勢を保つ。手足を替えて同様に５秒。

ポイント

バレリーナの美しい姿勢や動きをイメージしてやりましょう。手や足の先などにまで気を配ることができれば優秀です。真ん中にある胴体を、上げた手と下げた手で引っ張り合って伸ばすようにします。体の軸（背骨）が安定していないと、ふらつくことがあるので気をつけてください。

背伸ばしドローイン

ドローインという呼吸法を取り入れた体操。お腹の引き締め効果もあります。

1 まっすぐに立つ。肩の力は抜いて、肛門はキュッと締める。

2 息を吸いながらお腹をへこませ、つま先立ちになる。その姿勢のまま10秒間。

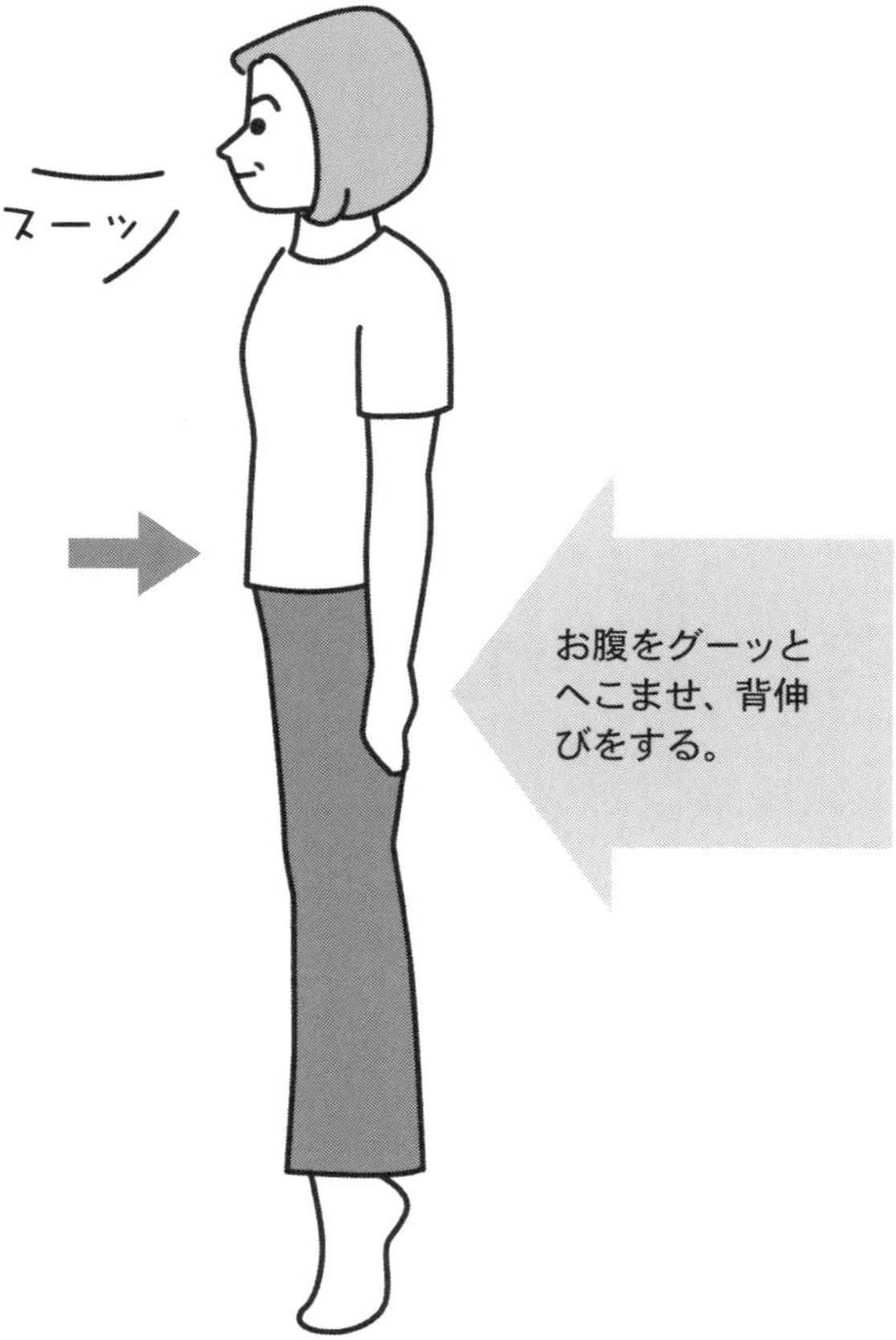

スーッ
お腹をグーッとへこませ、背伸びをする。

❸ ゆっくりと息を吐きながら、かかとを下ろす。ここまでを３回くり返す。

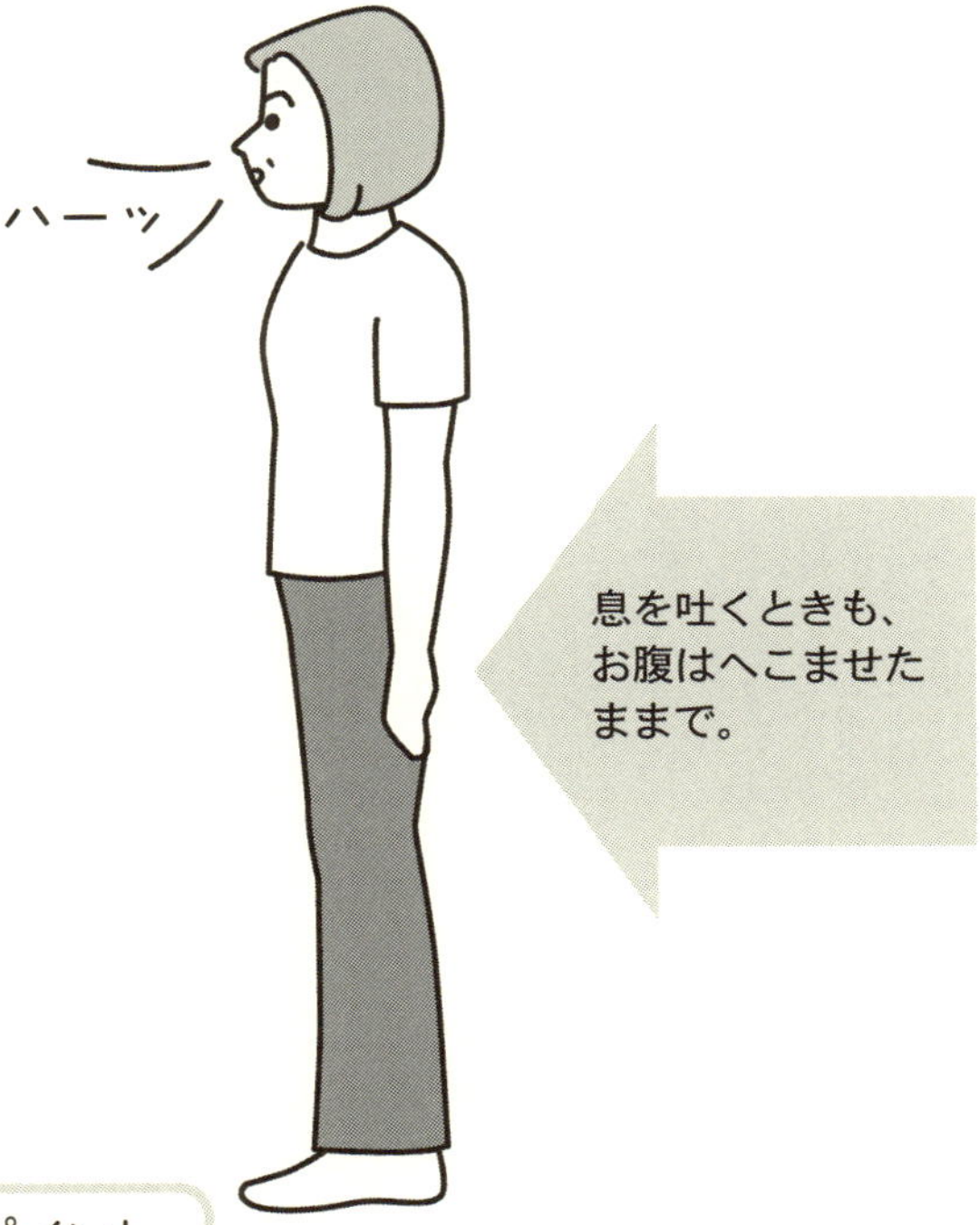
ハーッ
息を吐くときも、お腹はへこませたままで。

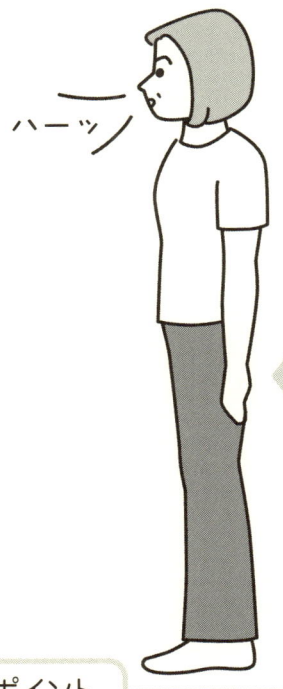

ポイント

息を吸いながらお腹をへこませるのがドローインという呼吸法です。すべての動作をできるだけお腹をへこませたまま実践してください。体幹を整え、背中や腰の骨や筋肉が調整できます。ふらつきが気になるときは、テーブルなどにつかまってやってもよいでしょう。

☆コラム☆マッサージ器でアンチエイジング！

適度な刺激によって骨量が増えることは前にも述べましたが、電気マッサージ器などで筋肉をモミモミ刺激すると、成長ホルモンの分泌量やミトコンドリアの数などが増えることが私の研究や調査でわかっています。これらの増加は、健康増進に加えてアンチエイジングにも優れた作用を発揮します。

また、ピリピリ電気で刺激する低周波治療器でも、同様な作用が期待できます。私たちの体には「生体電流」と呼ばれるごく微弱な電気が流れており、細胞活動のコントロール、神経や脳の情報伝達、心拍などに深く関わっています。電気による刺激は、これらの生体電流に波及して体によい効

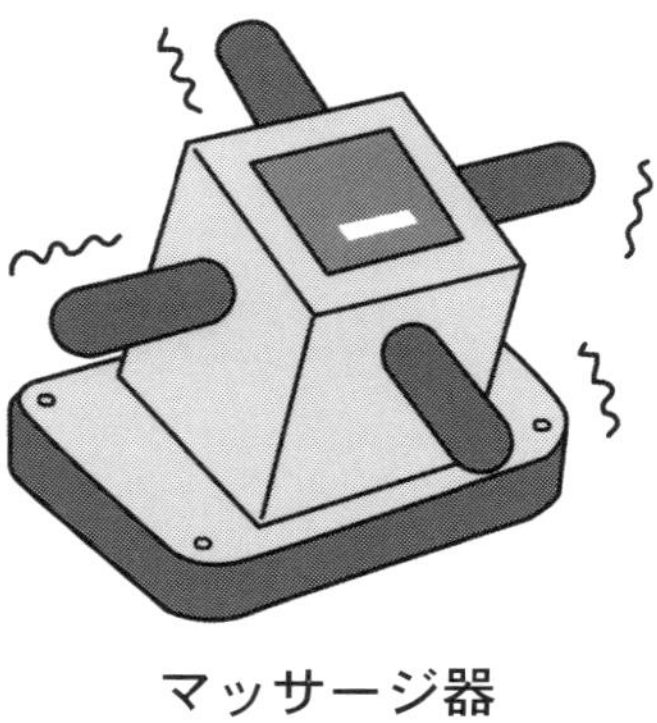

マッサージ器

果を与えてくれるのです。

なお、電気の刺激によって体を動かす運動は、リラックスし自分で意識して力を入れるわけではない「他動運動」。一方、自分で意識して力を入れて体を動かすのは「自動運動」です。

他動運動はリラックス状態で体に刺激を与えることにより、血液・リンパ液の流れを改善させ、体細胞の代謝を高め、ミトコンドリアの働きを高めるのに効果的です。神経痛の改善効果があるだけでなく、筋肉代謝を促して糖尿病などを改善するのにも役立ちます。

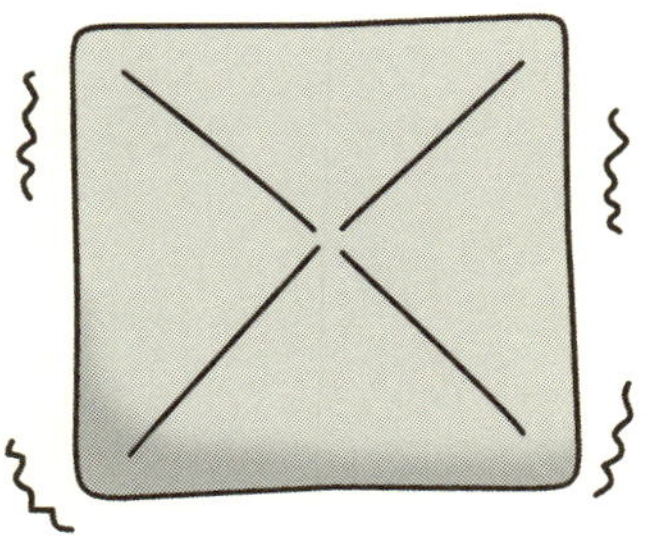

マッサージクッション

(3) 筋肉や関節のやわらかさを保つメニュー

◇◇◇固くなった筋肉や関節をときほぐす◇◇◇

固い棒は曲げるのに苦労し、無理やり曲げれば折れてしまいます。一方、やわらかな棒は曲げるのも簡単で、力を加えてもしなやかに受け流します。

かがむ、反らす、ひねるといった多様な動きをする腰の筋肉にもやわらかさが欠かせません。筋肉がやわらかであれば、さまざまな動きが無理なくできます。また、筋肉が固くなると血液が流れにくくなり、疲労物質である乳酸や痛みを起こす物質がスムーズに排出されにくくなります。すると、腰に痛みが起こったり、疲労感がなかなか抜けなくなってしまうのです。

加えて、太ももの筋肉をやわらかく保つことも重要です。腰を曲げる動作のとき、太ももの裏側の筋肉が伸びると、骨盤が傾いて腰と一体になって曲がります。裏側の筋肉が伸びなければ、腰だけで体を曲げることになり、腰への負担が増してしまいます。

〈どちらのタイプかチェック！〉

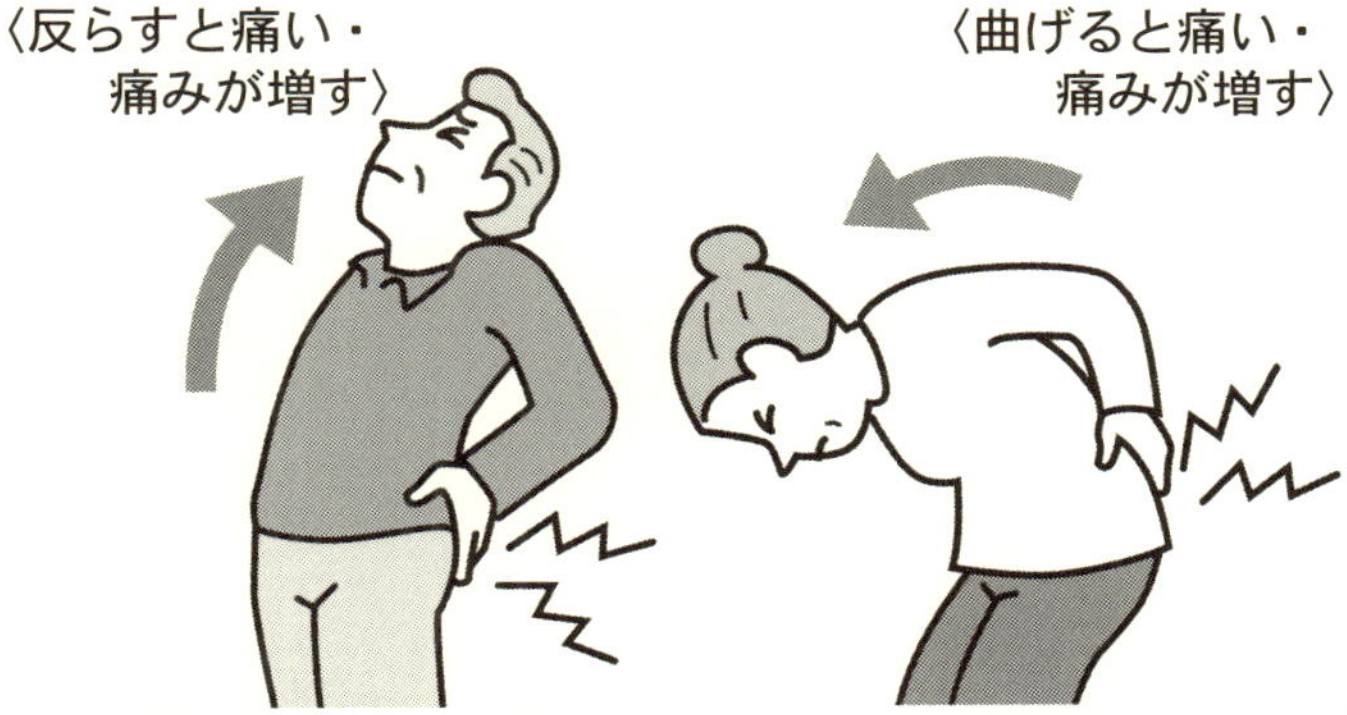
〈反らすと痛い・
痛みが増す〉
〈曲げると痛い・
痛みが増す〉

「前へ曲げると痛い・痛みが増す」人は、無理に前へ曲げない。「後ろへ反らすと痛い・痛みが増す」人は、腰をなるべく反らさないようにする。

さらに股関節が固くなっていると、腰にダメージがおよんで痛みが起こってしまうことも……。ストレッチで足腰の筋肉、関節をやわらかく保てば、疲れや衝撃に強くなり、不調も生じにくくなります。

なお、腰痛には「前へ曲げると痛い」タイプと「後ろへ反らすと痛い」タイプがあります。体操やストレッチを行なう際、前者は前に曲げる姿勢を、後者は後ろへ反らす姿勢をとるのを避けましょう。

無理して伸ばさず、気持ちよさを感じる程度でとどめるのも、ストレッチのコツです。

座禅ひざ押し体操

太ももの筋肉や股関節をゆるめるストレッチです。心地よさを感じながら実践しましょう。

1 床の上に座ってあぐらをかく。両足の裏を合わせて、できるだけ体に引き寄せる。

2 ひざ頭に手を置き、深呼吸を続けながら、ひざを床に向けて〝軽く〟押さえる。
そのままの姿勢で10秒間。

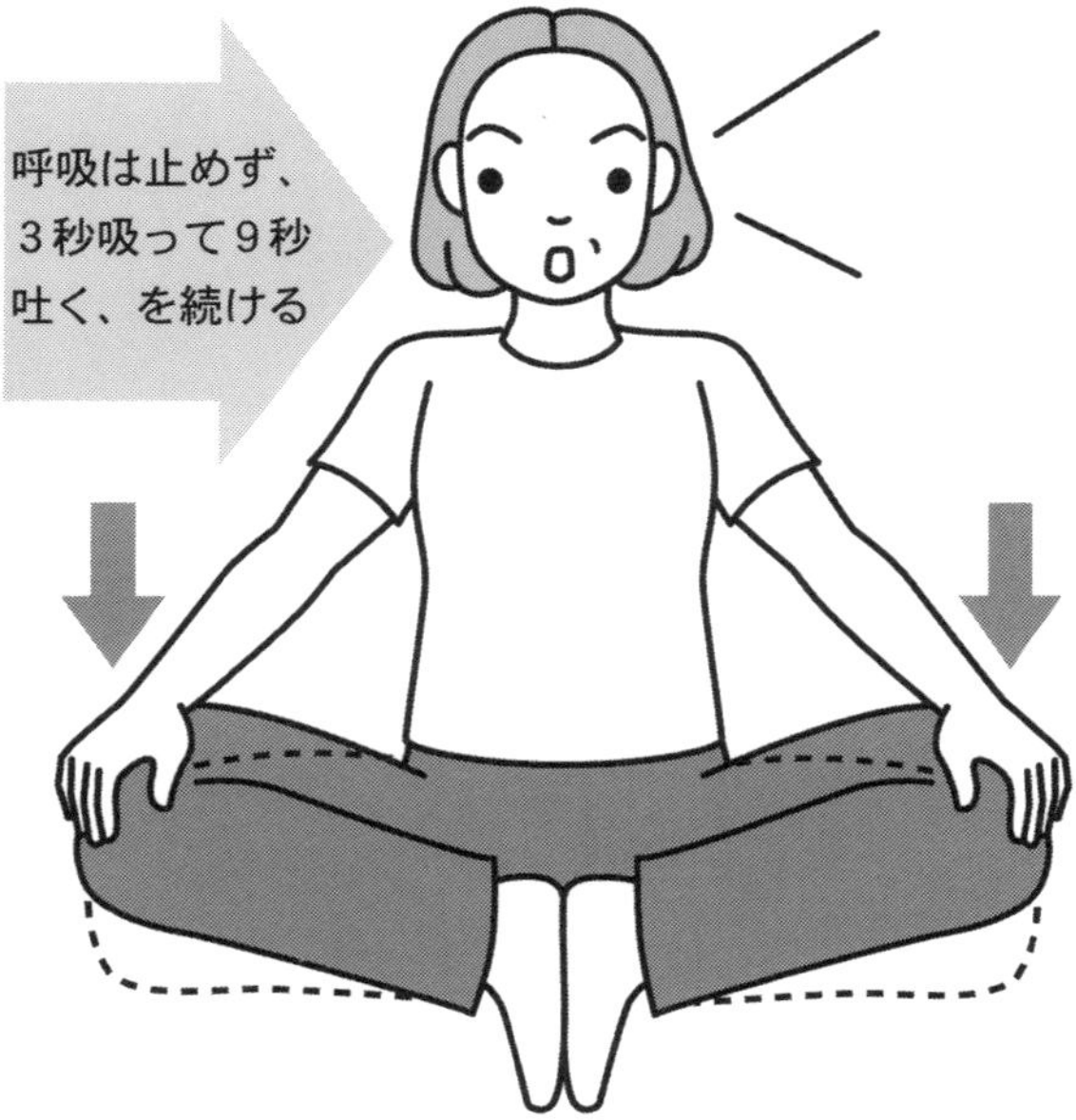

〈前へ曲げると痛みが増すタイプ〉

3-2 ゆっくり息を吸いながら、体を後ろに反らす。無理のないところで止める。その後、ゆっくり息を吐きながら、体を戻す。１～３回。

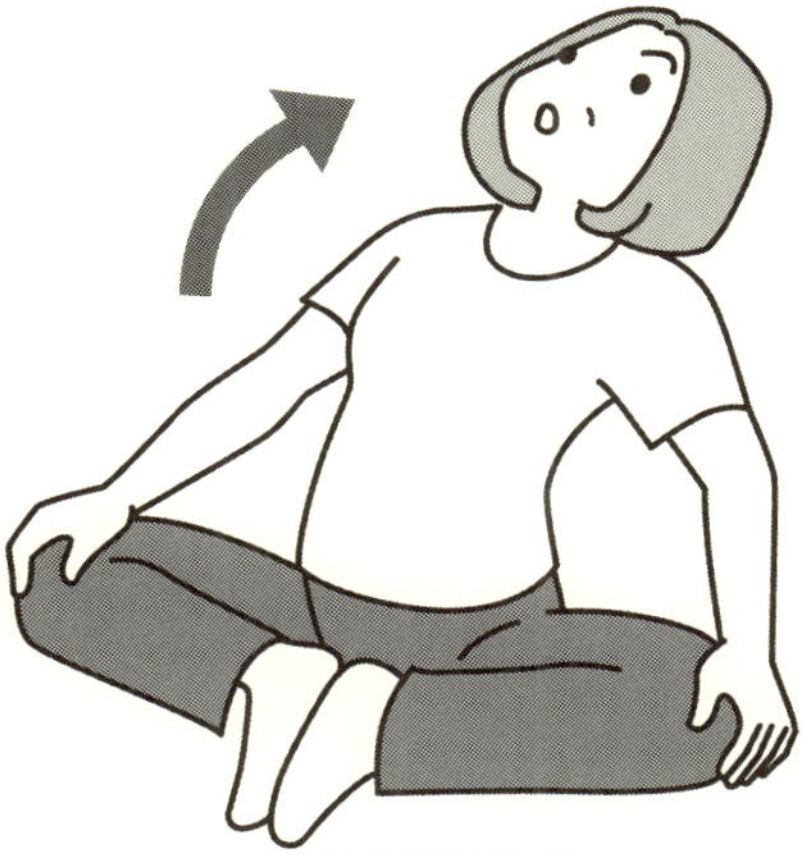

〈腰を反らすと痛みが増すタイプ〉

3-1 息をゆっくり吸いながら、体を前に倒す。その後、息をゆっくり吐きながら、体を起こす。１～３回。

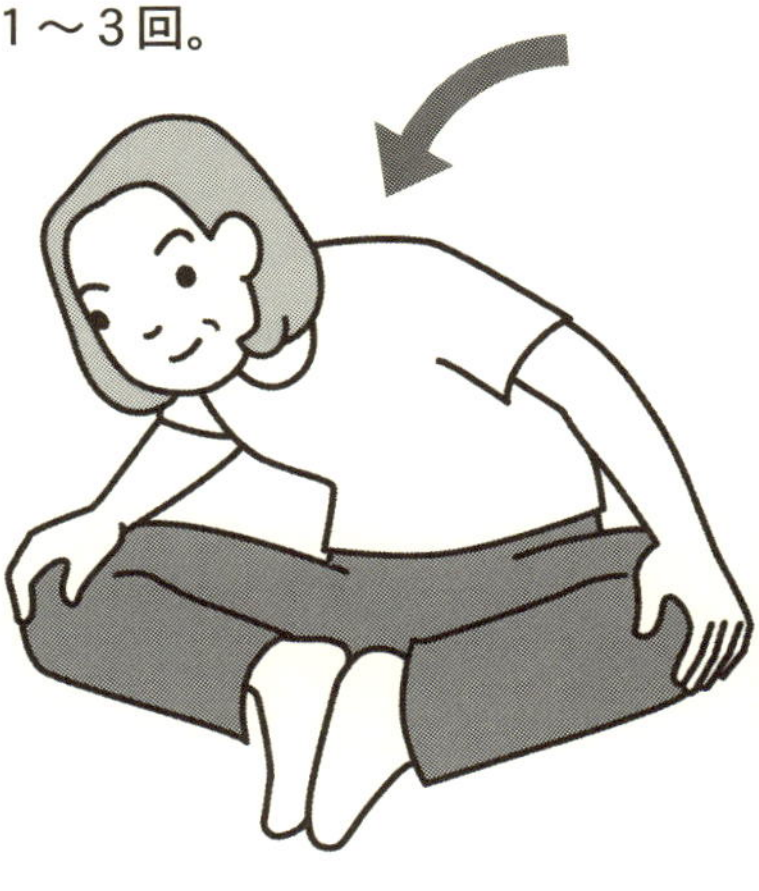

ポイント

ひざを押している間は、背中を丸めないようにします。ひざは強く押しすぎないように。気持ちいいと感じる程度の力で押さえましょう。体を後ろに倒す場合、反らしすぎて倒れないように注意。

腰だけへそ踊り

腰まわりの筋肉と腰椎をほぐします。呼吸を止めずにゆっくり実践してください。

1 腰に手をあてて、肩幅に足を開いて立つ。背筋はまっすぐに。

2 そのままゆっくりと腰を左右に10回振る。呼吸は止めず、息を吸って、吐いてをゆったりくり返す。

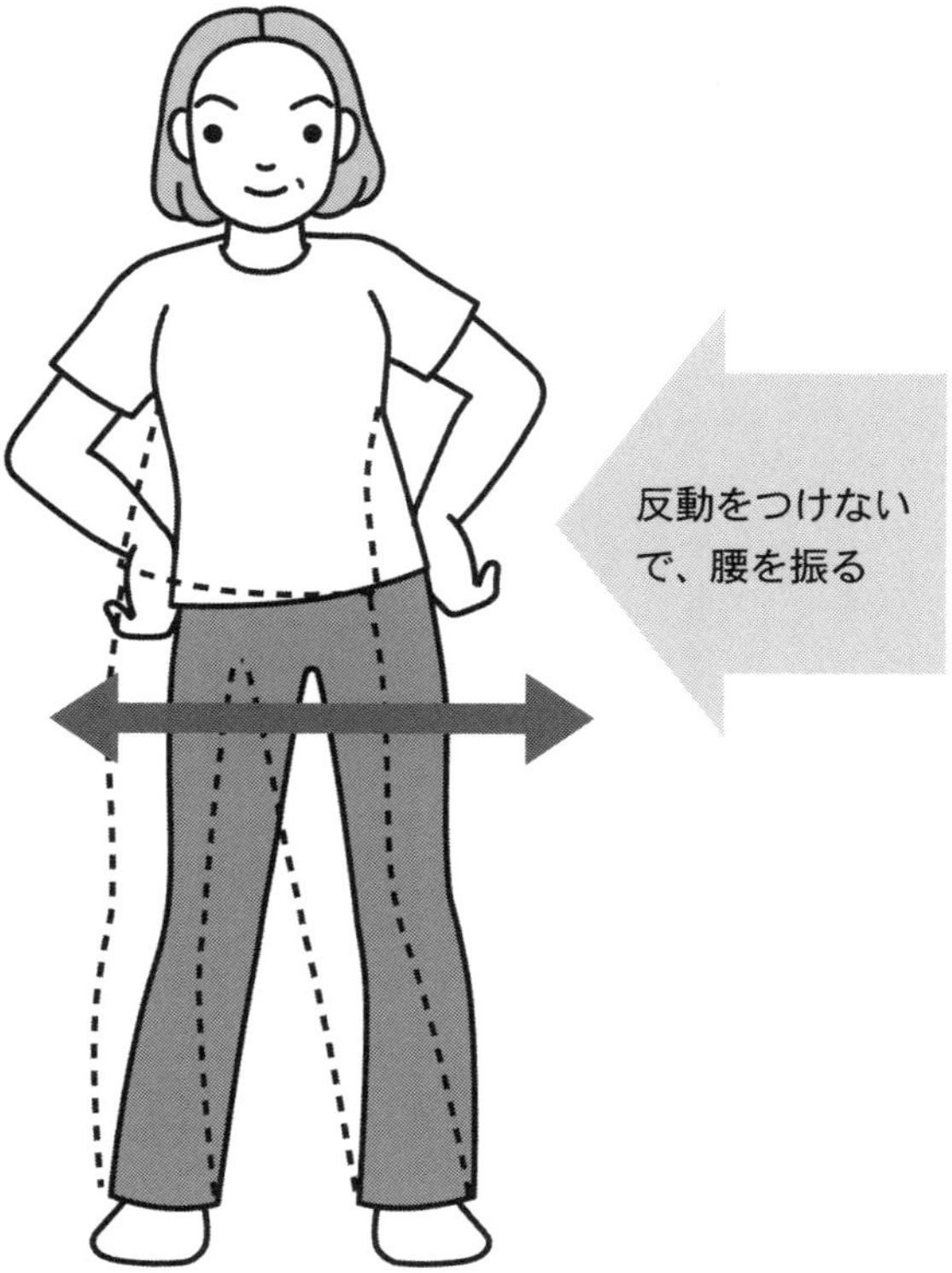

3 同じ姿勢のまま、呼吸を続けながら腰をぐるりとゆっくり回す。5回。

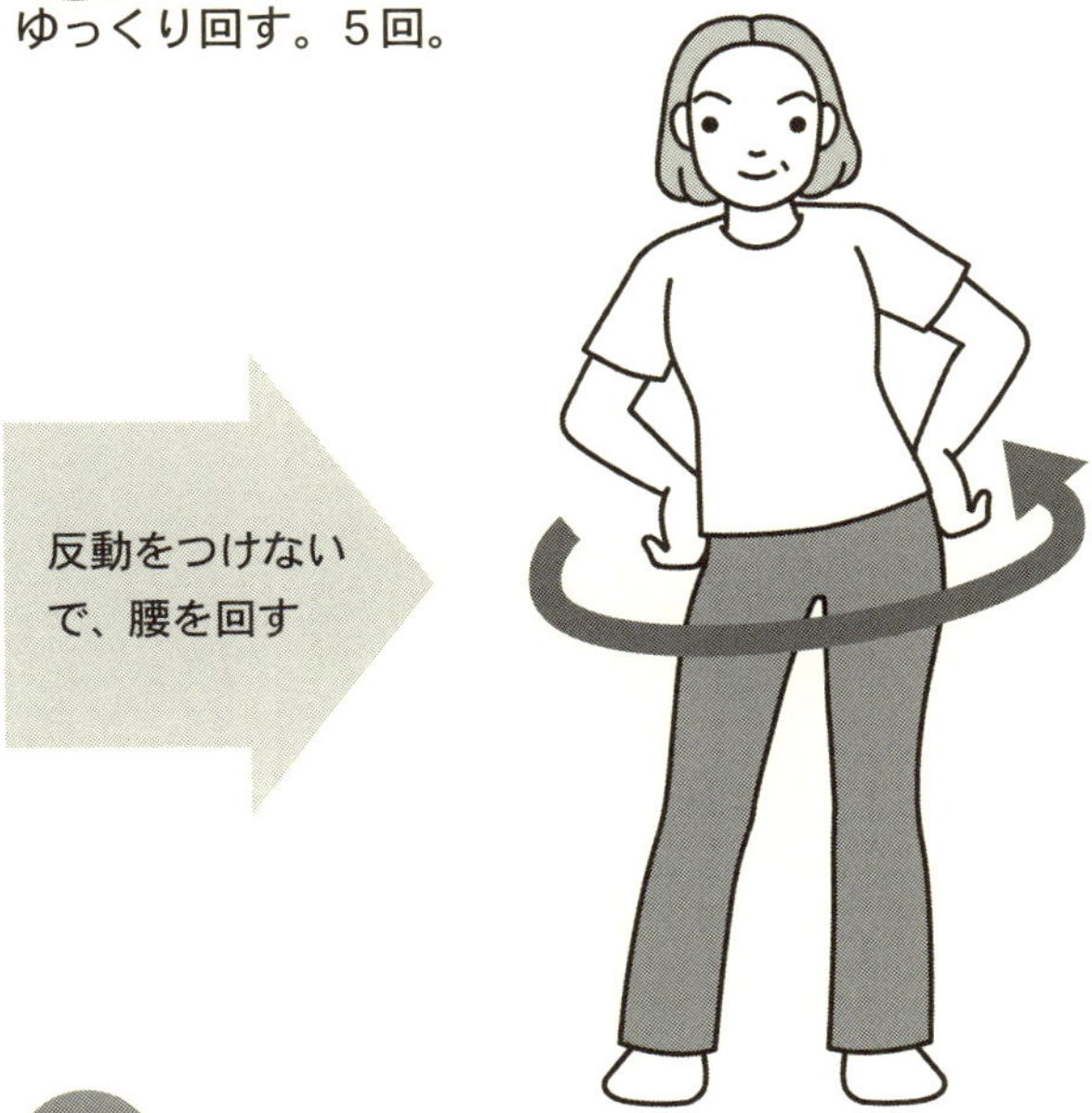

4 反対方向へも同様に、腰をゆっくり回す。5回

ポイント

おへそを中心に腰を左右に振ったり、ぐるりと回転させたりします。腰の筋肉をゆっくりほぐす感じで。動かしたときに痛みが強くなる方向がある場合は、その方向での回数を減らしたり、動きを小さくしたりするなど工夫しましょう。

椅子でおじぎストレッチ

腰を反らしたときに痛みを感じる人向き。背中や腰の筋肉をほぐします。腹筋を鍛える効果もあり。

1 椅子に浅く腰掛けて、両手で座面のふちをつかむ。足は適度に開き、背筋をスッと伸ばす。

2 「フーッ」と息を吐きながら、おじぎをするようにゆっくり上体を倒す。このとき背中や腰の筋肉が伸びているのを意識して背筋を伸ばしたままにすると、さらに効果アップ。

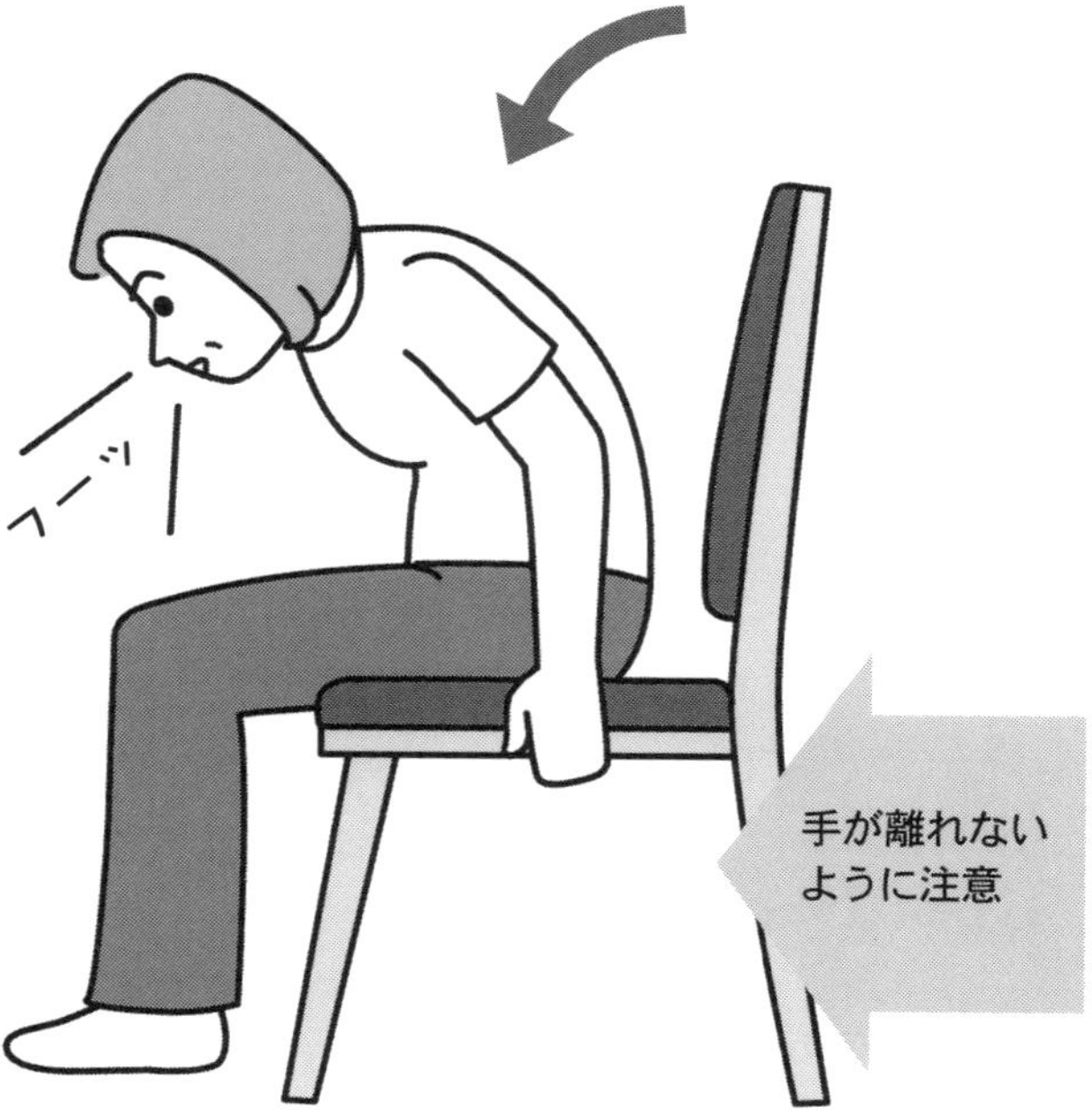

3 息を吸いながら、ゆっくり上体を起こす。10回くり返す。

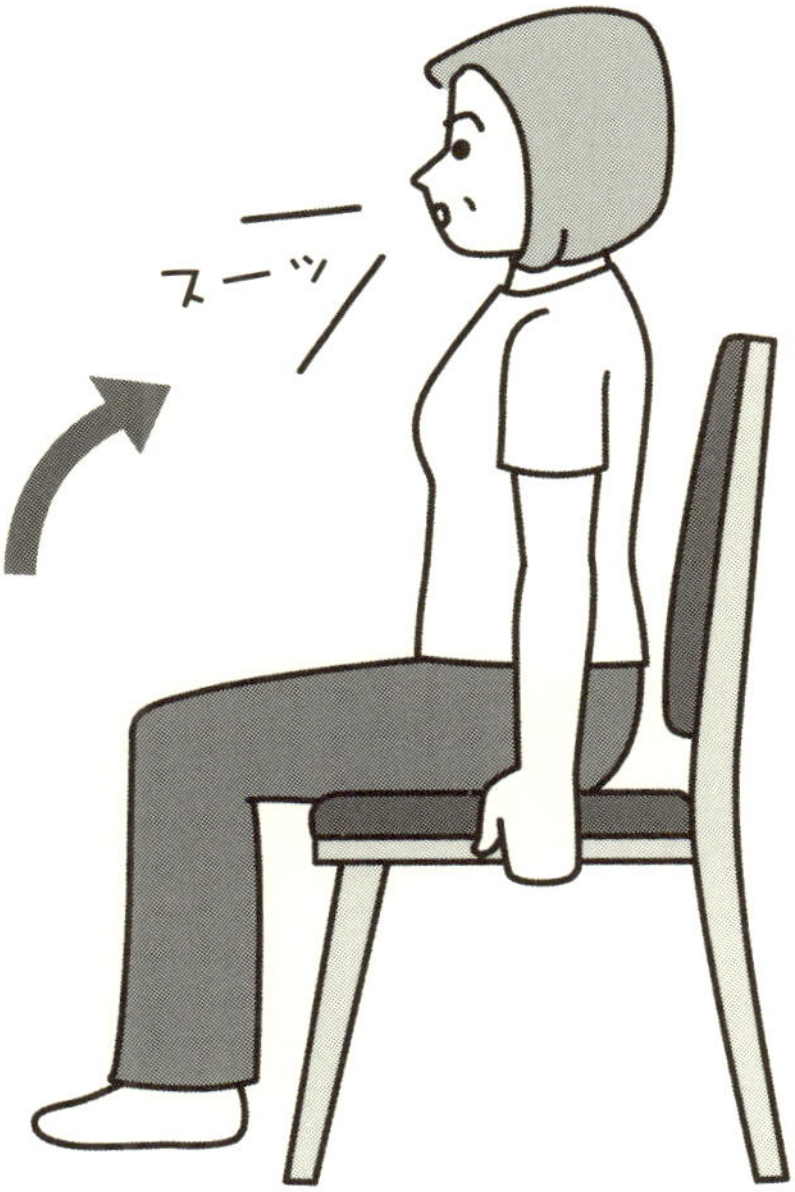

ポイント

両手は、肩から真下に向かって下ろし、座面のふちをしっかりつかんでください。腰を曲げたときに、手が離れないように気をつけましょう。なお、腰を前に曲げたとき痛みが強くなる人には不向きなストレッチです。そのような人は、体を反らす「しゃちほこのポーズ」を実践してください。

しゃちほこのポーズ

体を前に曲げたとき痛みを感じる人向き。背中や腰の筋肉を意識しながら、気持ちよく伸ばしましょう。

1 じゅうたんや畳、布団の上などで、手足を伸ばしてうつ伏せになる。全身の力を抜いてリラックス。

2 「スーッ」と息を吸いながら、上体だけをゆっくり起こす。できる範囲でかまわない。

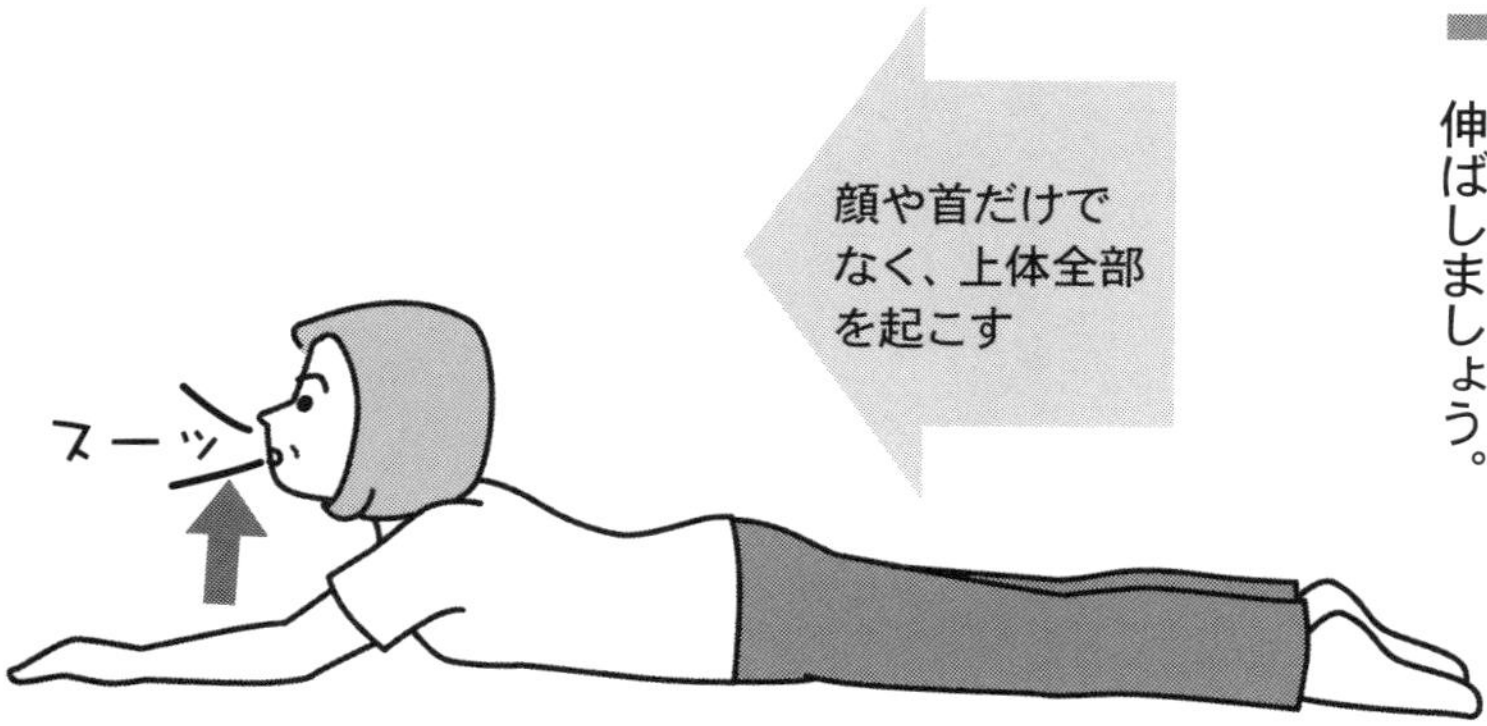

3 できるところまで反らしたら、そのままの姿勢で30秒間。呼吸は止めず、背中や腰の筋肉を意識して伸ばす。

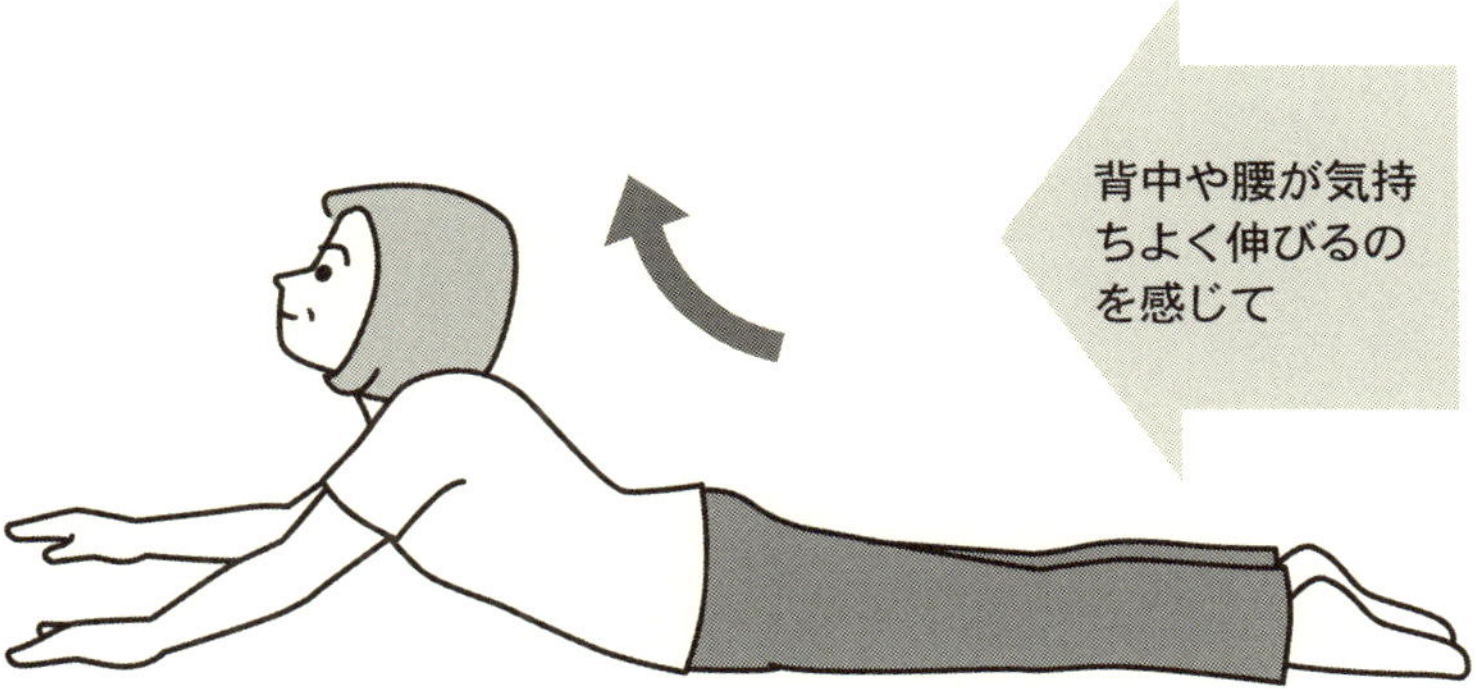

4 力を抜いて、上体を元の状態に戻し、再びうつ伏せのポーズになる。一連の動作を2回くり返す。

ポイント

名古屋城のシンボル、しゃちほこを見習って、背中をグーンと反らします。無理をしない範囲で気持ちよく行なってください。なお、体を反らしたときに痛みが強くなる場合は、「椅子でおじきストレッチ」を。

3章

ちょっと生活習慣を変えるだけでこんなに違う！

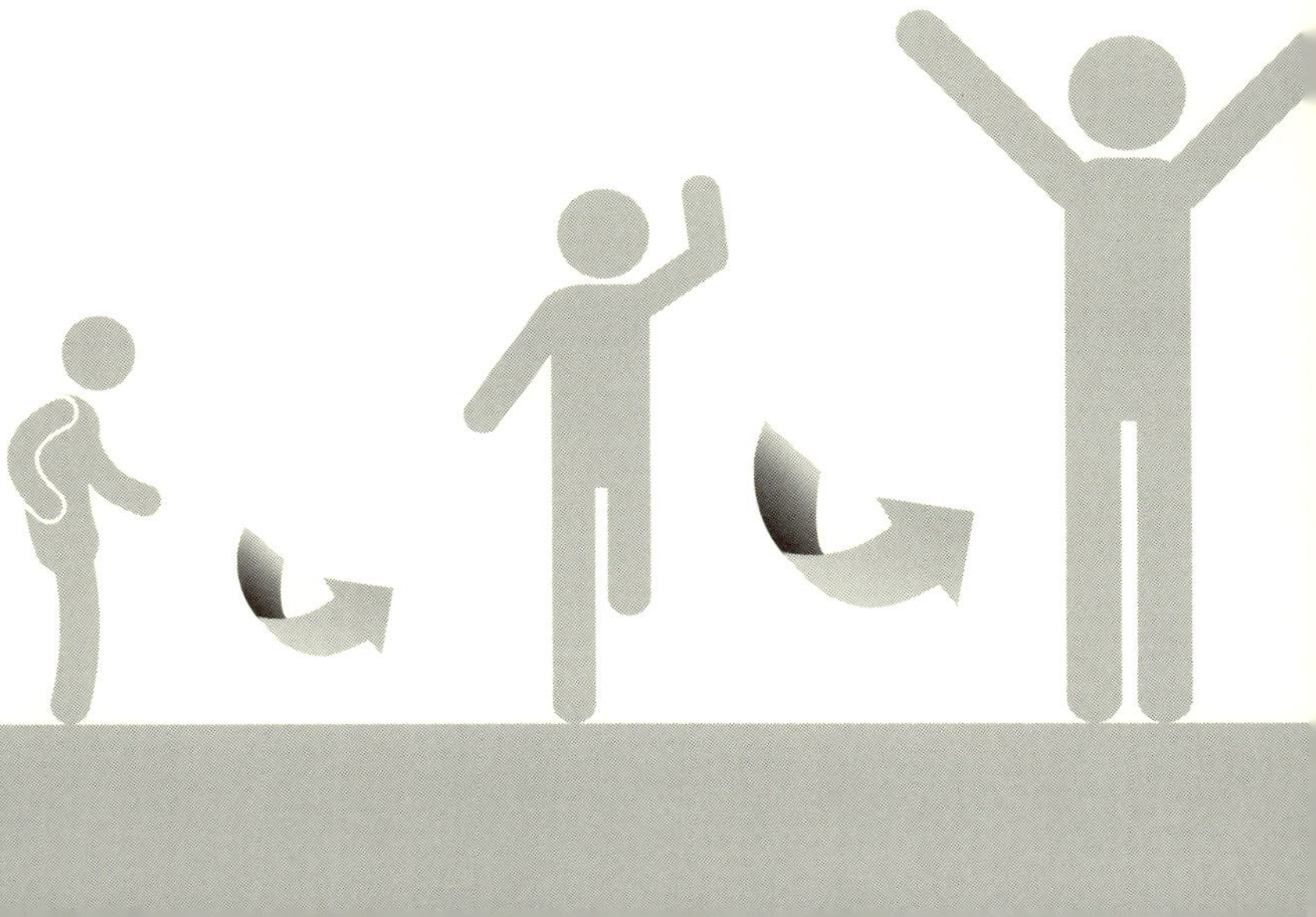

60歳から目立ち始める〝姿勢の崩れ〟とは?

私はこれまで医師として腰痛を抱える多くの患者さんを診てきました。1章でもふれましたが、腰痛と〝姿勢の悪さ〟はニワトリと卵の関係に似ています。たしかに、ピンと背筋の伸びた腰痛持ちがいないように、**姿勢と腰痛は切っても切れない関係にあるのです。**

1章でも紹介しましたが、**とくに60歳以降に目立つ**のは、次のような姿勢です。

・**反り腰**(骨盤が傾き、腰部が前に湾曲している)
・**ぽっこりお腹**(お腹が前に突き出ている)
・**猫背になっている**(背中が丸まって、前傾姿勢になっている)
・**肩や腰の高さが左右で違う**(体が左右どちらかに傾いている)

このような姿勢は腰痛の原因になりますし、とっさに体を動かすのも難しく、つまずいたり、転んだりしやすくなります。体のあちこちに痛みが出る危険もあります。

腰痛の予防・改善は日常生活が土台です。なかでも日常の**姿勢と動作**がとくに重要です。年をとるほど腰痛に悩まされる人が増えるのは、間違った姿勢・動作のまま長年生活していることが大きな要因。加齢にともなう体の痛み（加齢性疾患）の多くは、骨や関節などの老化によるもので、誰しも避けては通れません。ですが、若くして痛みが出ている人もいれば、高齢でもピンピンしている人がいるのは不思議ですよね。

骨のすり減りや軟骨の変形といった痛みを招く老化現象を最小限にくい止めるには、正しい姿勢・動作を身に付けるのが何より大切なのです。立つ・歩く・座るといった何気ない動作に無理があると、その積み重ねが腰痛を引き起こすことにもなります。軽い痛みならば、よい姿勢、正しい動作を心がけることで改善が期待できます。

2章で紹介した腰痛解消メニューも、正しい姿勢で実践すれば、効果アップが望めますし、じつは、本書で紹介している**メニューの多くは、崩れた姿勢を矯正する効果もある**ので一石二鳥といえます。

●立つ&歩く

日常生活で〝立って歩く〟は当たり前の動作です。このような普段何気なく行なう動作に隠れた間違った姿勢はなかなか気づきにくいものです。しかも、長い間にクセがついているので、直すのは容易ではありません。

試しに「楽だな」と感じる立ち方、歩き方をしてみてください。左右の足のどちらかに体重をかけ、背中を丸め、ひざを曲げて立っていませんか？　猫背ですり足のようにに足をペタペタとついて歩いていませんか？　基本的に、腰痛を経験された方にとって、自分が楽に感じる姿勢は不自然な姿勢であり、腰痛を招く一因になっている可能性が高いと考えて間違いないでしょう。

正しい立ち姿勢では、軽くアゴを引いて、肩の力は抜き、お腹に少し力を込めるのがコツ。腹筋がゆるむと、背骨が丸まり、お腹が前に出て、腰椎に余計な負担をかけるので要注意です。重心は足の親指に置き、背筋とひざは伸ばしましょう。

長時間立つときは、片足を10～15㎝くらいの高さの台の上にときどき交互に乗せると、体の重心が前に移動するため、腰への負担を軽減できます。

歩く動作に関しては、健康のため、腰痛の予防・改善のためにがんばって歩いているはずが、逆に腰を痛めてしまったというケースが少なくありません。歩くことの健康効果を高めたいなら、まずは**腰にやさしいウォーキング**を学びましょう。

117ページでポイントを説明していますが、**かかと着地、親指のつけ根でけり出すのが基本**となります。胸を張って、前を向き、やや広めの歩幅でリズミカルに歩きましょう。足を高く上げる必要はありませんが、靴を引きずるようなダラダラ歩きは、運動効果は低いうえに、余計な振動が腰に伝わり、腰の痛みにつながることも十分考えられます。

近所のお散歩程度でも、ウォーキングシューズは準備したいものです。かかとの厚みのある靴のほうが着地の衝撃をやわらげてくれます。ただし、ヒールの高い靴で歩くと無理な姿勢になりやすく、ひざや腰を痛める危険があります。サイズの合わない靴で歩く場合も同じです。また、手持ちのバッグは左右のいずれかに体を傾けてしまうので、背負えるリュックサックがおすすめです。

基本の立ち姿勢

壁を利用して
正しい立ち姿勢を確認しましょう。

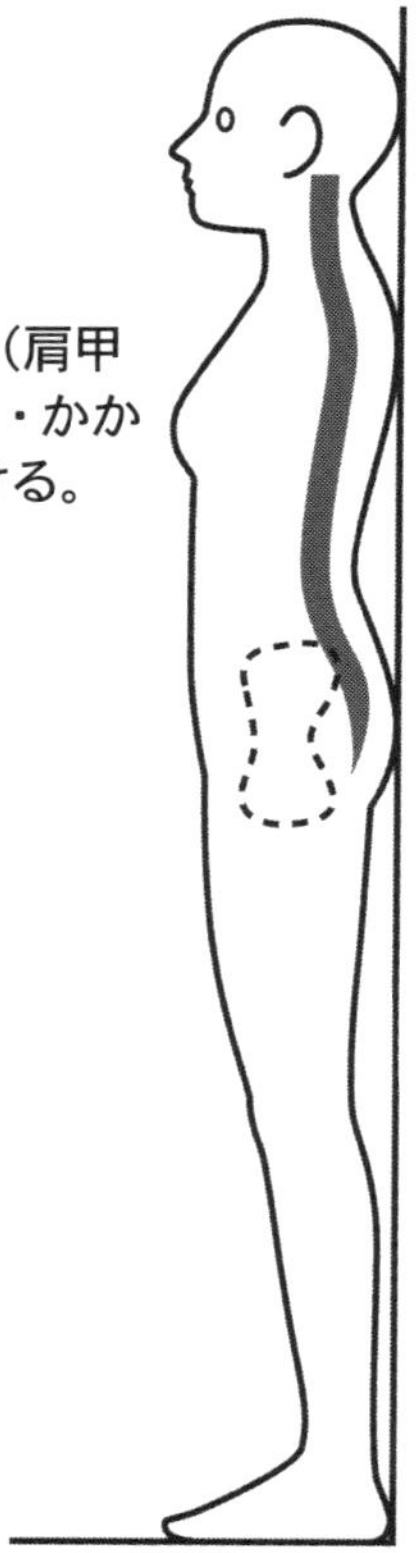

壁を背にまっすぐに立つ。
頭（後頭部）・肩（肩甲骨）・お尻（仙骨）・かかとを壁にくっつける。
背骨がＳ字カーブを描いていれば、背中の後ろにこぶし１個分のスペースができる

NG

腰の後ろの隙間は、こぶしが楽に入るようなら腰椎が湾曲しすぎ。いわゆる〝出っ尻〟の状態。逆に、手が入らないと〝猫背〟になっているのがわかります。

正しい歩き方

基本の立ち姿勢をキープしたまま
ウォーキング！

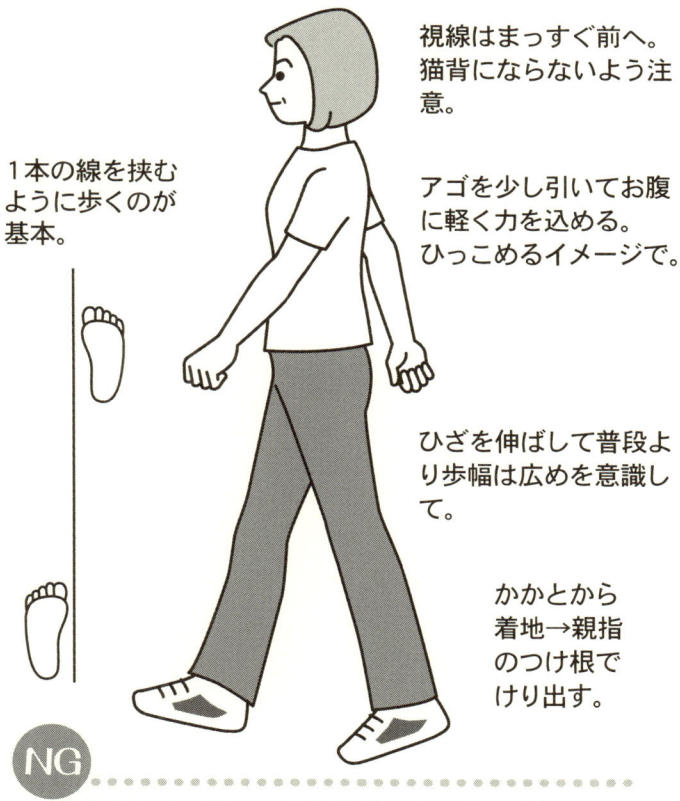

視線はまっすぐ前へ。猫背にならないよう注意。

1本の線を挟むように歩くのが基本。

アゴを少し引いてお腹に軽く力を込める。ひっこめるイメージで。

ひざを伸ばして普段より歩幅は広めを意識して。

かかとから着地→親指のつけ根でけり出す。

NG

背中を丸め、常にひざを曲げて歩く「ひざ歩き」は×。歩くたびに頭が上下し、体が左右にゆれるので、ひざ・腰への負担がかかります。

●座る&立ち上がる

みなさんもよくご存知のとおり、この国には、「姿勢を正す」という言葉があります。文字どおりに姿勢を整えるという意味と同時に、心がまえや態度などをきちんと改めるという意味があり、〝姿勢の大切さ〟が意識されていた時代がありました。

しかし、現代はどうでしょうか？　姿勢に対する意識が低くなってきたように私には感じられてなりません。立っているときの姿勢はもとより、私がとくに気になるのは、座り姿勢の崩れです。電車の座席に腰をずらして座り、背中を丸めてスマホや携帯に見入っている人を見かけるたび、残念な気持ちになります。

一見、楽に感じる座位は、じつは立ち姿勢よりも腰への負担が大きいのです。つまり、座っているときにこそ、よい姿勢を心がけることが腰痛を寄せつけないポイントになります。ときにはだらけて座ってもかまわないでしょうが、「いつも……」というのは考えものです。また、座るとワンセットの〝**立ち上がる**〟**という動作は、ぎっくり腰の原因になりやすい**ので**要注意**です。

座位から立ち上がる

「よっこらしょ」と声をかけるのも有効

視線はななめ上に向け、ゆっくり体を引き上げるイメージで立ち上がる。

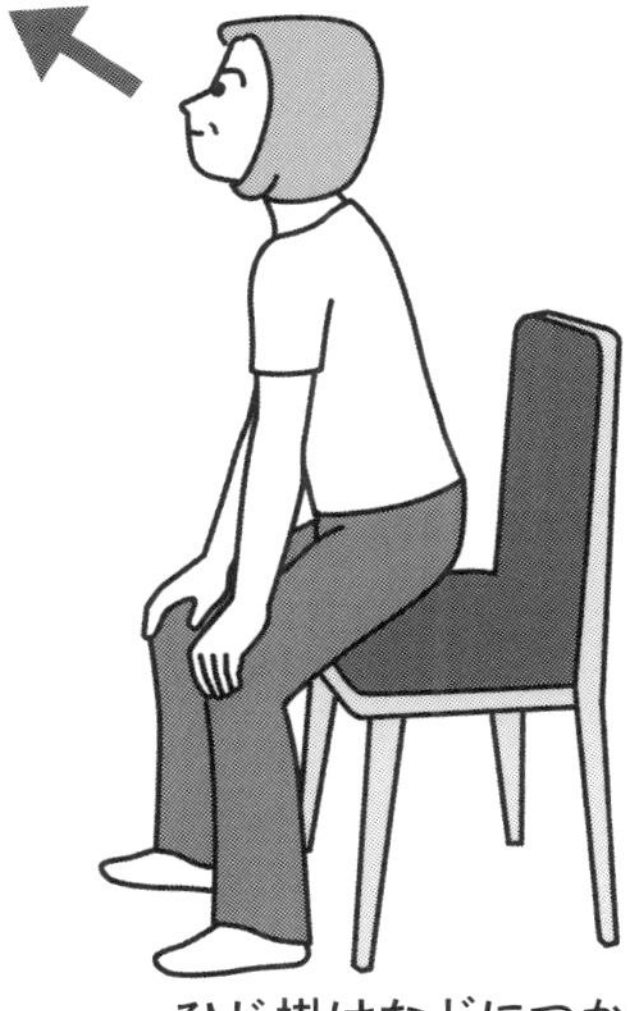

ひじ掛けなどにつかまると、安全で腰への負担も軽くなる。

NG

あぐらや横座りからいきなり立つより、正座の姿勢をとってから立ち上がると腰痛が起きにくくなります。視線は足元ではなく、上向きに。

椅子に腰掛ける

背もたれ、ひじ掛けがあれば◎

体が直角になるように、背もたれに腰を付けるイメージで深く腰掛ける。

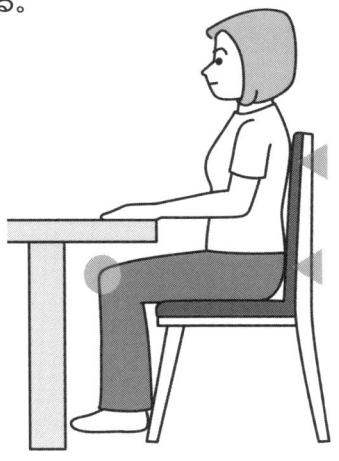

椅子の高さはひざの角度が90度の状態で足裏が床につくのがよい。

NG

床に座るときは〝正座〟が一番。背中が丸まる〝あぐら〟や〝体育座り〟、体がねじれる〝横座り〟は腰によくない姿勢といえます。

●物を持ち上げる

道に落としたハンカチを拾おうと、腰を曲げた瞬間、ギクッ！「あぁ、まずい」と思ったときには手遅れ、中腰の体勢で固まってしまった……。これはよくあるぎっくり腰の体験談です。腰痛持ちのみなさんには、「この動作はもってのほかだ」と感じるでしょう。床に置いた荷物を持ち上げる、**落とし物を拾い上げるときは、深く腰を落とした姿勢をとるのが正解**です。腕の力ではなく、ひざを伸ばす力で持ち上げるのがよいと知っていても、「ついうっかり」が出てしまうのが、日常動作の落とし穴です。少々面倒ですが、〝しゃがむ、片ひざをつく〟という動作が無意識にできるよう習慣づけましょう。

荷物を運ぶ際も注意が必要です。腰のためには、重い荷物は一度にではなく、小分けにして持ち運ぶのがおすすめです。箱などを両手で持つときは、左右に均等に力がかかるようにし、荷物を体に密着させます。片手で持つ場合は、ときどき持ち手を変え、どちらか一方に負荷がかからないよう気をつけましょう。

持ち上げるときの正しい姿勢

腰を曲げず、体全体で
持ち上げるのが鉄則です。

NG

腰を曲げて腕の力だけで持ち上げる、荷物を体から離して運ぶなど、腰に甚大な負荷をかけると、急性腰痛を引き起こす危険があります。

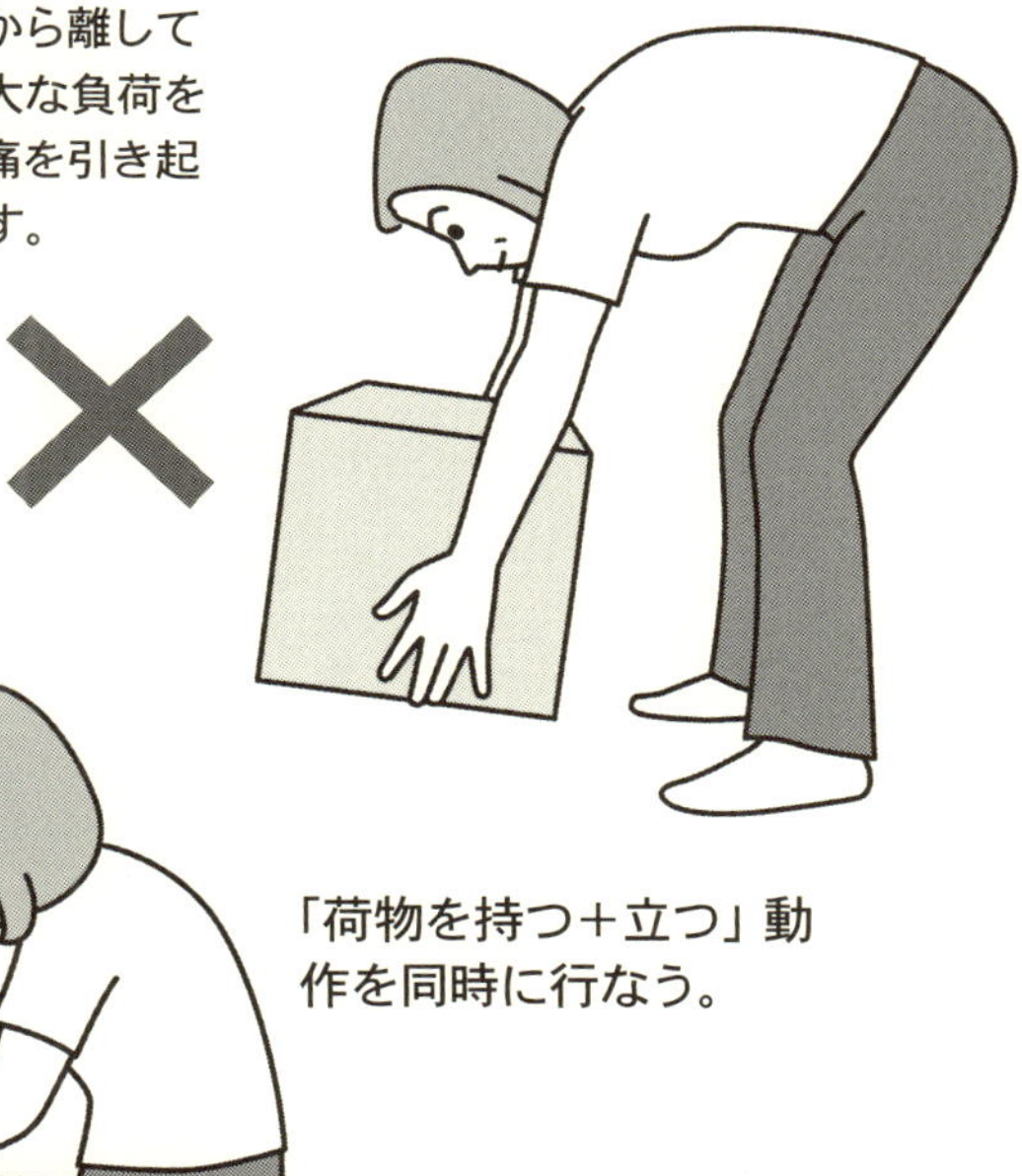

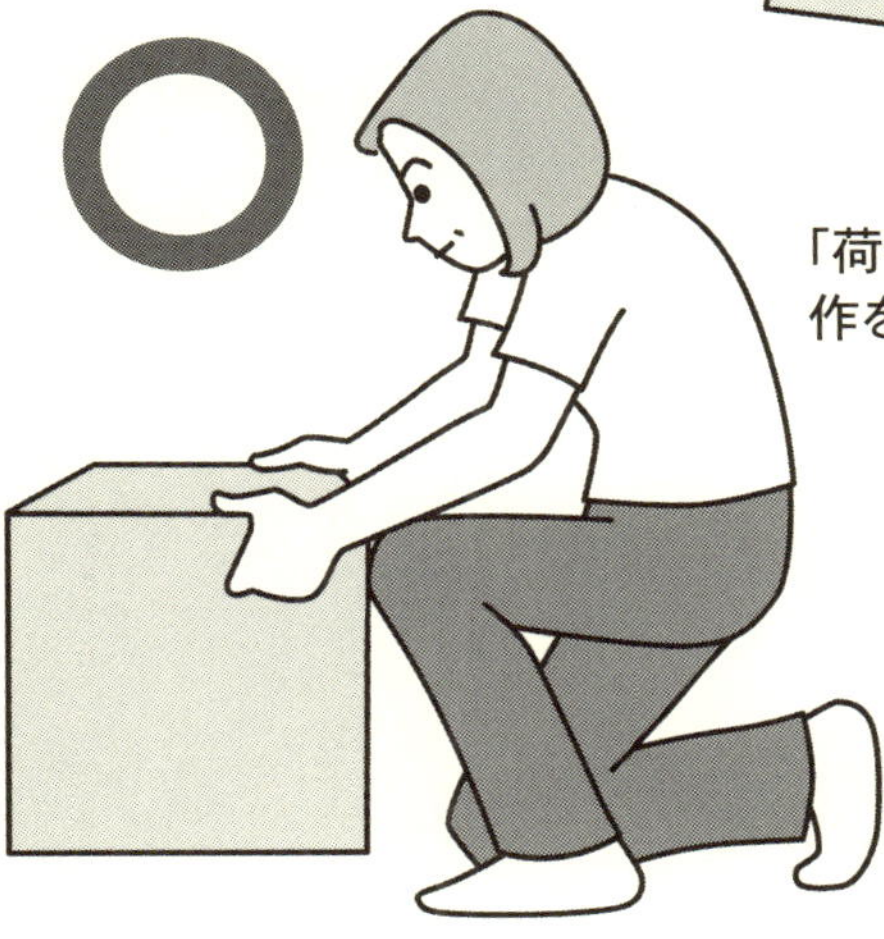

「荷物を持つ＋立つ」動作を同時に行なう。

荷物の近くにしゃがむ。重い荷物のときは、深く腰を落とすか、片ひざをつけるとよい。

●家事をする

■成人女性が10分間家事を行なったときの消費カロリー（目安）

庭の草むしり	30.6kcal
ぞうきんがけ	30.6kcal
お風呂掃除	30.6kcal
掃除機がけ	28.9kcal
食器洗い	15.8kcal

出典：厚生労働省『健康づくりのための運動指針2013』

上の表からわかるように〝家事〟は立派な運動。カロリーもしっかり消費されますが、腰への負担も小さくありません。

家族のために一生懸命頑張った結果が、腰痛ではあまりに残念。ここでは〝腰にやさしい家事〟についてお話しします。

草むしりや拭き掃除は途中で屈伸や伸びをして同じ姿勢をとり続けない、布団の上げ下ろしは体全体で持ち上げるといった**小さな工夫が腰を守る**ことにつながります。

同じ姿勢を10分以上続けないことも大事です。筋肉、腱が固まりやすいからです。

台所に立つ

流し台、ガスコンロは
〝高さ〟がカギ

背筋を伸ばした姿勢で無理なく作業できる高さが◎

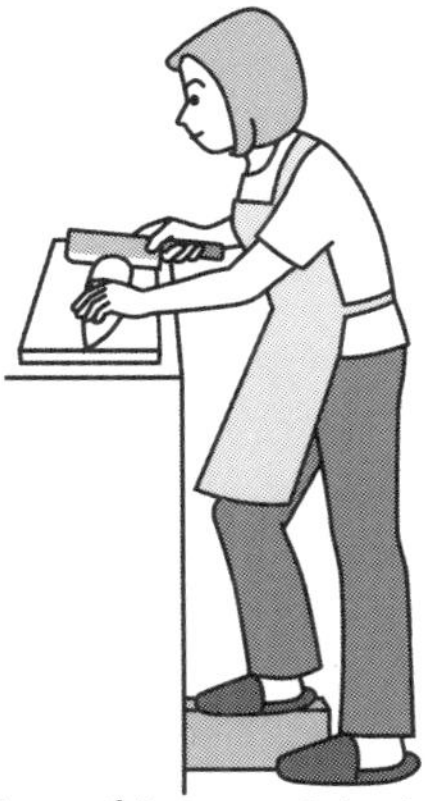

立ちっぱなしではなく、料理の下準備などは椅子に座って行なうとよい。
10cm ～ 20cm 程度の台に片足を交互に乗せて立つと疲れにくい。

NG

作業台は高すぎても低すぎてもダメ。でも、簡単には変えられないので、低すぎ＝できる限り前傾姿勢にならないよう心がけ、高すぎ＝台に乗るなど調整しましょう。

掃除機をかける

前傾姿勢に
ならないように

床を見るときも目線のみ下げ、頭が下がらないように。

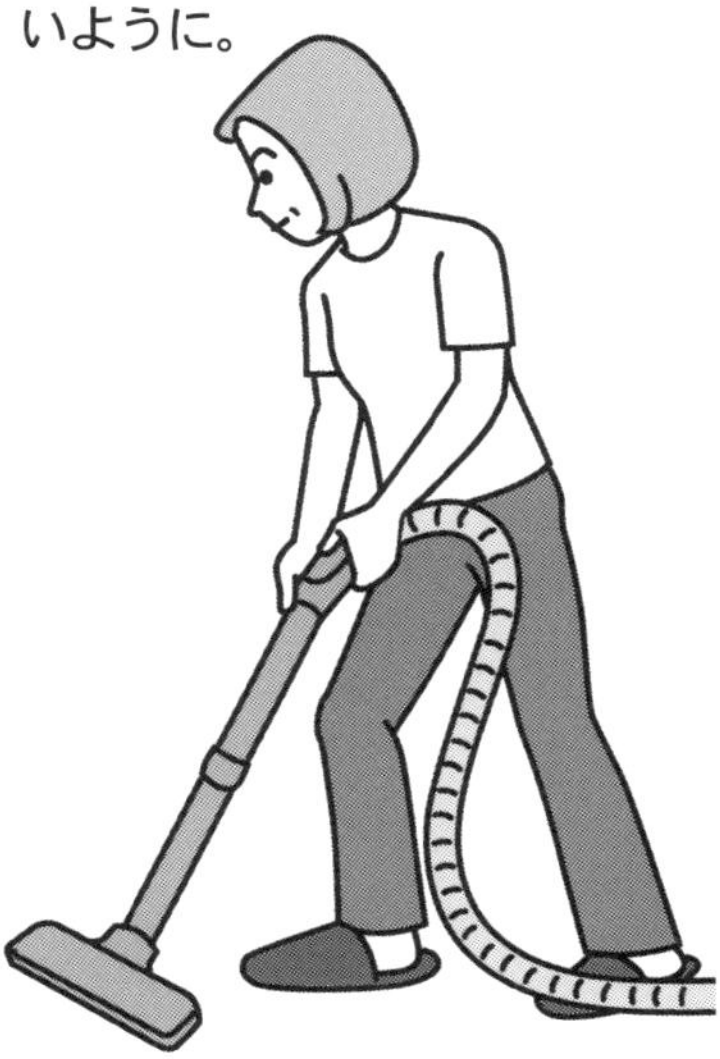

できるだけ胸を張り、背筋を伸ばした姿勢をキープ

NG

掃除機という〝荷物〟を引いて歩くので、前かがみの姿勢や中腰になると、腰へのダメージは予想以上。背中を丸めないよう意識することが大事です。

●洗顔&洗髪

一般的に洗面台は低い位置になるので、顔を洗うときは自然に前かがみの姿勢になります。とくに水をすくって顔を洗うという動作は、両手を使うため、手すりなどをつかんで体を支えることができません。どうしても腰に負担がかかってしまうのです。**前かがみになるときは、腰より先にひざを曲げるクセをつけましょう。**洗面台の縁に両ひじをのせる、椅子に座って洗顔するのもよいアイデアです。「前かがみになっているのは、ほんの数秒じゃないか」と思われるかもしれませんが、普段から「前かがみにならないぞ」という意識をもって生活する必要があるのです。

髪を洗うときは、立ったままシャワーを使います。立ち姿勢がつらいならば、洗い流すときだけシャワーを使用するとよいでしょう。また、お風呂場で低い台（お風呂椅子）に腰掛けて体や髪を洗っている人が多いですが、やはり、前かがみの姿勢になってしまいます。椅子はある程度の高さと、背もたれがあるタイプを選びましょう。〝シャワーチェア〟などの名称で介護用品として広く活用されています。

髪を洗う

背中が丸まらないよう
立ち姿勢でシャワーを
使う。

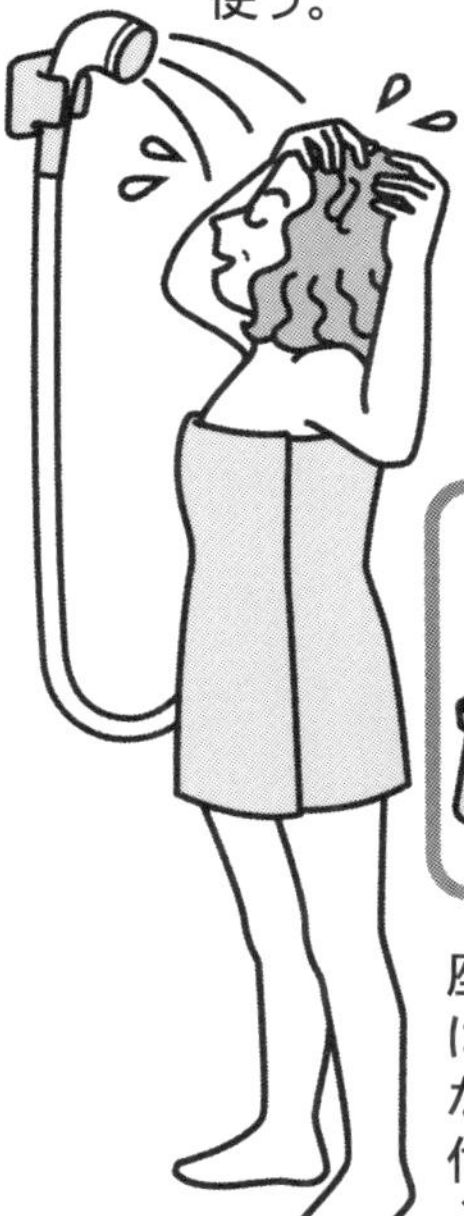

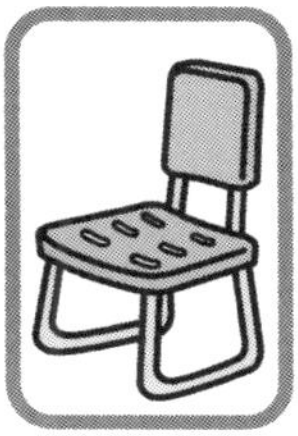

座って洗う場合は、低い台ではなく、背もたれ付きの椅子を選ぶ。

NG

髪を洗うときは両手がふさがっているので、とっさの対処ができません。立ち姿勢でシャワーを使うとき、滑らないよう十分に気を配りましょう。

顔を洗う

前かがみの姿勢が
クセになっている可能性大！

〝イスに座って洗顔〟がもっとも腰の負担が小さい。

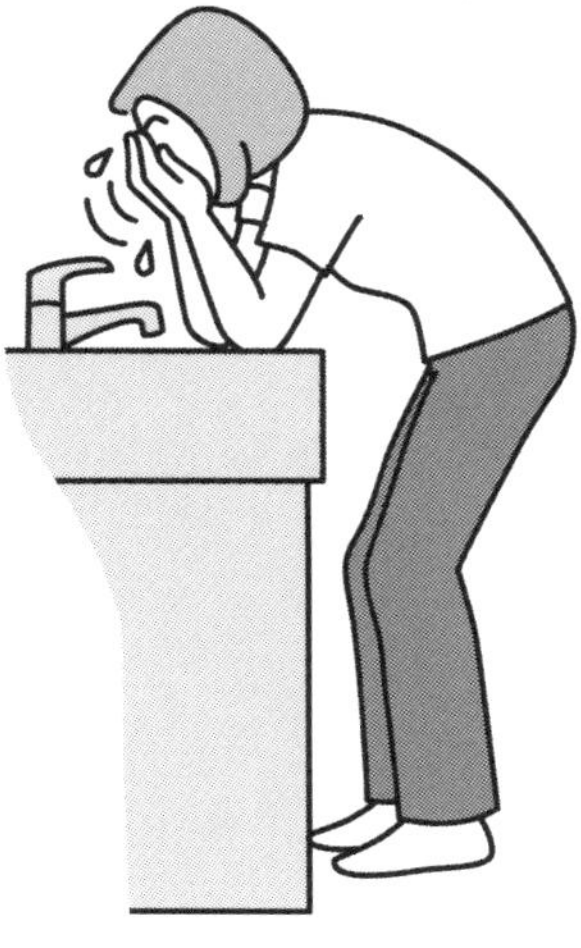

立って洗う場合は、ひざを曲げ、背筋を伸ばした状態をキープする。

NG

ひざより先に腰を曲げるクセがついている人は要注意！
毎日の小さな積み重ねが、腰痛を招くことを心にとめておきましょう。

●寝る・横になる

私たち人間は人生の3分の1を〝睡眠〟に費やしています。人生80年とすると20〜25年間眠り続けている計算になるわけです。ですから、睡眠中の姿勢はとても大事です。朝、目が覚めたとき、腰がこわばっていたり、痛みが出ているのは、寝ている間の姿勢がよくないと考えられます。平均的には一晩で30回ほど寝返りをするため、睡眠中の姿勢をコントロールするのは至難の業ですが、腰に負担をかけない寝姿勢のポイントは、背中を反らせず、背骨のS字カーブを保つこと。うつ伏せに寝ると、腰が反ってしまうので、あお向けか横向きでひざを曲げて寝るのがよいとされています。また、起床時に痛みがあったら、簡単な腰痛解消メニューを行なうと、1日を元気に過ごせるはずです。

やわらかすぎるマットレスや布団は、体が沈み込んでしまい、腰によくないという説があります。自然に寝返りができる硬めの寝具を選びましょう。

寝姿勢

腰への負担軽減は
あお向け寝＆横向き寝が◎

軽くひざを立てると腰への負担が軽減できる。クッションを挟むと無理なく姿勢がキープできる。

首が真っ直ぐに保てる枕を選ぶ。首・肩こり防止に有効。

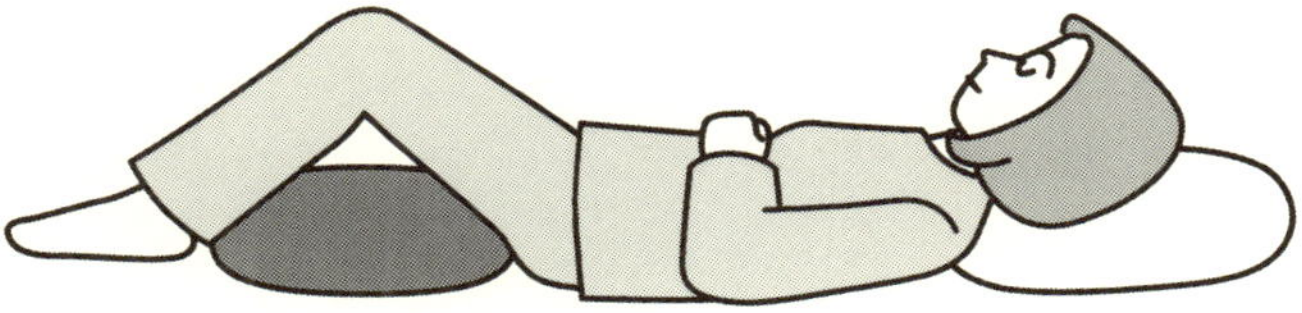

すでに腰に痛みが出ている場合、軽く背をかがめると楽になる。

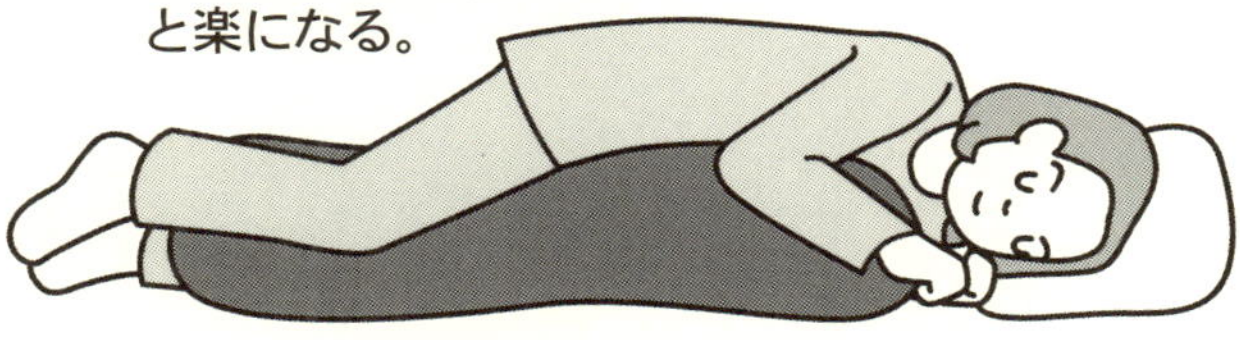

抱き枕をかかえて横向きに寝る。

NG

体をすっぽり包むやわらかい布団で、うつ伏せに寝るのがもっとも腰への負担が大きくなります。うつ伏せ姿勢で本や雑誌を読むのも厳禁です。

☆コラム☆骨にも脂肪が溜まる!?

私は臓器と臓器の間にたまる脂肪を「ファットパット」と呼んでいます。この現象は心臓・膵臓・肝臓・副腎で見られ、脂肪層が厚くなると、臓器間の交流や周囲との栄養交換がしにくくなり、臓器を委縮させてしまいます。

さらに、腰痛と関わりの深い筋肉や骨にも脂肪が溜まることを、画像診断で確認しています。**筋肉に脂肪が溜まる「脂肪筋」**は、いわゆる霜降り状態。脂肪筋が増えると筋力は低下します。また、加齢や運動不足などの影響で、骨密度が低くなり、骨粗しょう症を発症することは広く知られていますが、この**もろく弱くなった骨に脂肪が溜まる**ことがわかってきました。私は、そのような状態の骨を**「脂肪骨」**と呼んでいます。

左のＭＲＩ画像を見比べると、正常な骨には見られない脂肪の蓄積を示す白色部分が、脂肪骨の画像で広範囲に目立ちます。脂肪骨は骨の質を低下させます。とくに脊椎が脂肪骨になると圧迫骨折を起こしやすいので注意が必要です。

■脂肪骨＆脂肪筋のＭＲＩ画像

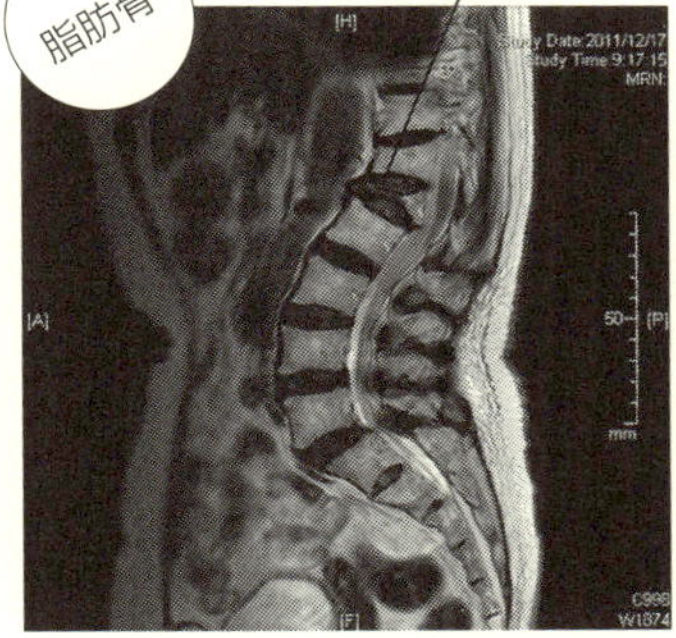

椎体は脂肪により白色が目立ち椎間板は黒ずんでいる。この現象により骨が弱り、圧迫骨折をしている

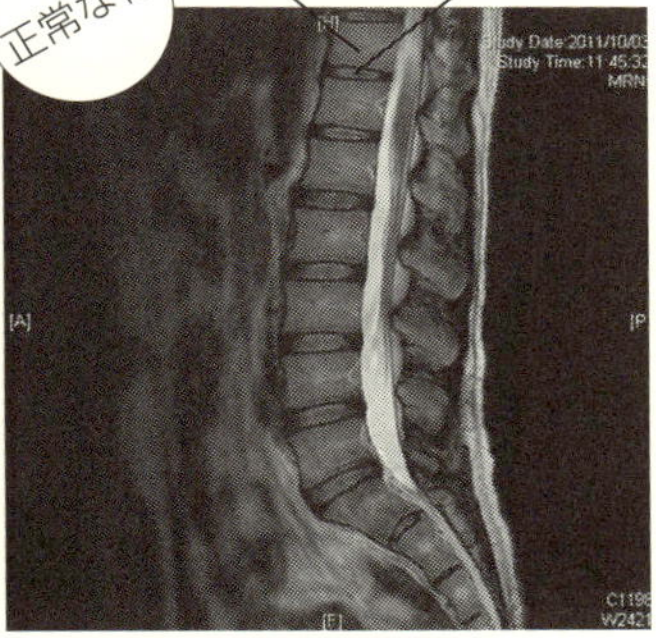

椎体、椎間板ともに脂肪がついていないため、全体的に色濃く出ている

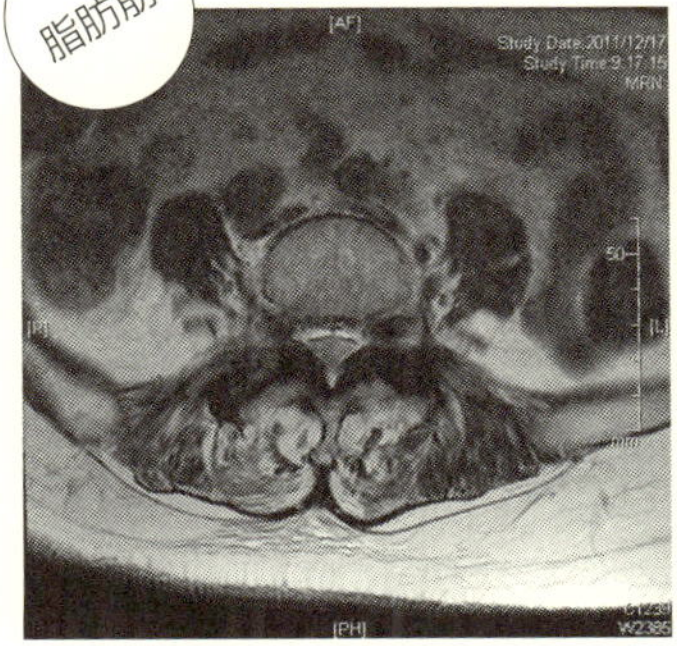

筋肉内の広範囲に脂肪（白色）が広がっているのがわかる。脂肪筋が増えると、筋力低下を招く

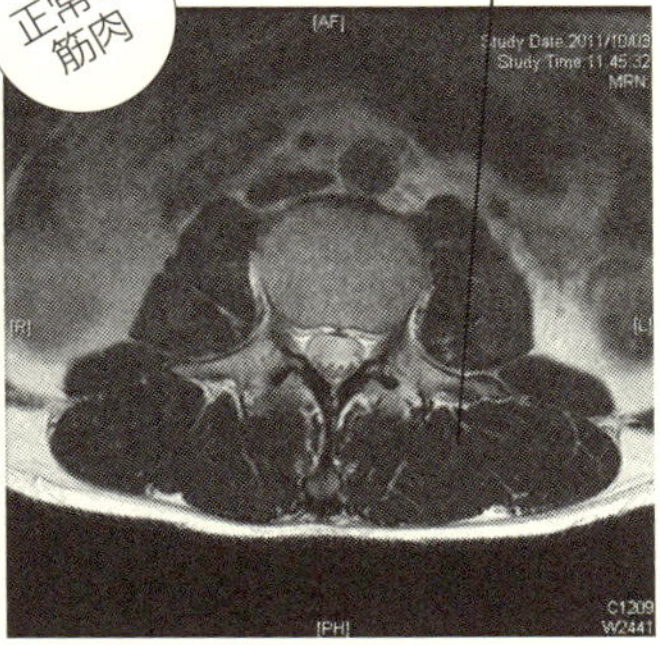

黒色部分は筋肉内に脂肪（白色）が少ないことをあらわしている

腰痛を防ぎ、改善に導く食習慣

食と腰痛の関わりについて、2つのキーワードから見てみましょう。ひとつ目のキーワードは「体重」です。適正体重を守ることは、腰への負担軽減につながります。太りすぎはもちろんですが、やせすぎもよくありません。

体重が増えると、骨にかかる負荷が大きくなります。また、やせたり、太ったりをくり返すと、やせたときには筋肉が落ち、太ると脂肪がつくといった悪循環に陥ります。脂肪だけが増え、腰を支える筋肉が減ってしまうため腰痛を起こしやすくなります。体を動かしてカロリーを消費する健康的なダイエットを実践しましょう。

やせすぎると、骨や筋肉がやせ細ってしまいます。とくに年を重ねるにつれて食が細くなり、栄養吸収力も低下すると「やせるより太るほうが難しい」という声をよく聞きます。60歳を過ぎたら、量よりも必要な栄養素を効率よく摂ることが最重要。左ページに挙げた摂るべき食材と栄養素を毎日の食事に上手に摂り入れてください。

▩腰痛に効く栄養素＆食材

腰痛予防にとって大切な骨や筋肉は毎日の食事から作られています。さまざまな食材からバランスよく栄養素を摂取することが基本ですが、なかでも積極的に摂るべき栄養素と食材を紹介します。

栄養素名	主な働き	含まれる食材
たんぱく質（アミノ酸）	筋肉を含む体中の組織を作る	材料となるアミノ酸のうち、体内で作れない9つの必須アミノ酸を意識して摂る。骨や軟骨をつくるコラーゲンを積極的に補給。ただし、肉や卵、乳製品などの動物性たんぱく質は摂りすぎに注意!
カルシウム（ミネラル）	骨などの材料になるほか、ホルモンの分泌、神経伝達を助ける、筋肉を動かすなどの重要な働きも	牛乳などの乳製品（小魚や根菜を摂りすぎると結石ができやすくなるので注意）
ビタミンD	カルシウムの体内吸収に不可欠な存在。尿への排出を抑え、骨への沈着を助ける	椎茸をはじめ、鮭やいわし、しらすなどの魚介、卵黄にも含まれる
ビタミンK	カルシウムが骨にとり込まれるのをサポート。骨粗しょう症の治療薬にも使われる	納豆に豊富に含まれる。ほかには青菜などの濃い緑の野菜にも含有
ビタミンB_{12}（ビタミンB群）	血行を促進、痛み物質の排出を助ける。傷ついた末梢神経を回復する働きもある	ほかのビタミンBと協力して働くため、玄米や肉、魚、豆類、野菜などまんべんなく
リン（ミネラル）	80%がカルシウムとくっ付き〝リン酸カルシウム〟として骨の主要な構成成分に。カルシウムとのバランスが崩れると骨がもろくなる	とくに玄米、小麦粉、豆類、海苔、干し椎茸、インスタントコーヒーなどに多く含有
その他	手羽先や豚肉、うなぎなどに豊富なコンドロイチン硫酸やヒアルロン酸コラーゲンなどのムコ多糖体、くるみやエゴマ油、青背魚に豊富なEPA・DHAなどのオメガ3と呼ばれる良質な脂質も欠かせない	

[長寿４つの秘訣]

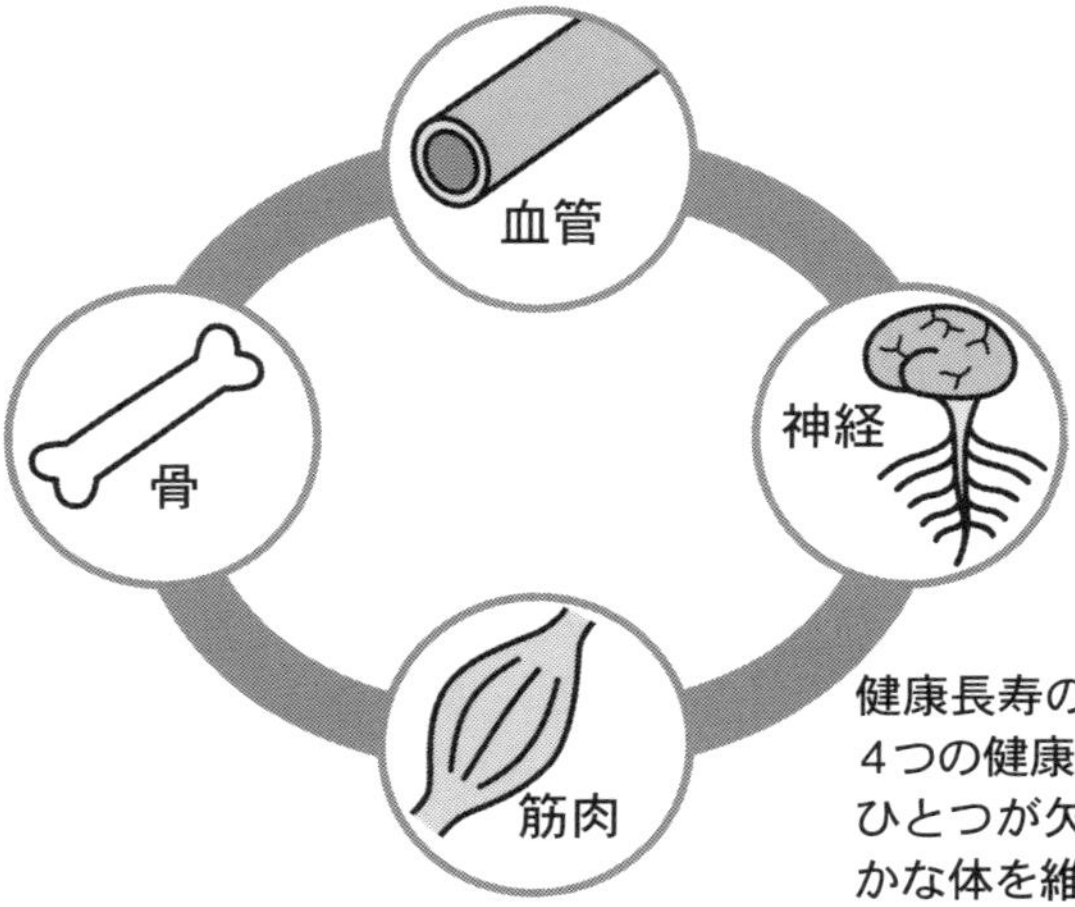

健康長寿の土台となる４つの健康。このうちのひとつが欠けても健やかな体を維持できない。

２つ目のキーワードは「**骨・筋肉・血管・神経の健康**」です。私は「長寿の秘訣は何ですか？」と聞かれたら、必ずこの４つを挙げています。このうちのひとつが欠けても健康を維持することはできません。「４つの健康を守るのは大変だ」と感じるかもしれませんね。

しかし、これらは体を構成する大切な要素であり、互いに助け合って働くため、たとえば、骨が健康になれば、筋肉・血管・神経にもよい影響が現われます。１３４ページから、食の話を中心に４つの健康に必要な食材を挙げて解説します。

☆コラム☆動脈硬化を著しく進める「酸化グルコース」とは？

グルコース（ブドウ糖）は、脳の唯一の栄養素であり、大切なエネルギー源。腸で吸収されて血液に入って〝血糖〟となり、筋肉や臓器を動かすなどの働きをした後、腎臓へ流れ込みます。腎臓の糸球体で全体の20％がろ過され、残りの80％は尿として排出されます。ろ過された20％は尿細管を流れるうち、体に必要なものが再吸収されます。このとき、尿と混じって酸化したグルコースが生まれるのです。私はこれを「**酸化グルコース**」と呼んでいます。

この酸化グルコースもエネルギー源として利用されますが、活性酸素がくっ付いているため、過酸化脂質や酸化コレステロール、酸化尿酸と同様に、動脈硬化を促す、がんやアルツハイマー型認知症などの病気を招く一因になることも考えられます。**酸化グルコース**（悪玉糖）**を増やさないためには、過食を減らし、腎臓へ運ばれる血糖を減らす**のが一番の解決策といえます。

今後は、ろ過されたグルコースが尿と混じるとどのように活性酸素（フリーラジカル）が結合するのかを研究し明らかにしていきます。

●「骨」の健康

腰痛の予防といえば、やっぱり骨の健康は欠かせません。骨がもろく弱くなる骨粗しょう症を治療することで痛みが改善するケースも少なくありません。

骨を強くする栄養素といえば、「カルシウムとビタミンD」をイメージする方が多いと思います。もちろん、不可欠な栄養素ですが、131ページで挙げた**リン**のほか、骨の生まれ変わりを助ける**マンガン**、カルシウムの尿への排出を抑える**カリウム**などのミネラル類も大切です。また、カルシウムを含む食品は数多いですが、たとえば、ホウレンソウや小松菜の根の部分に豊富に含まれるカルシウムは、分子量が大きく体にとり込まれにくいため、効率よく摂取するには体内吸収に優れたカルシウムが適しています。そのカギとなる食材が**牛乳**と**化石貝殻**です。これらの食材に含まれるカルシウムは分子量が小さくスムーズに体内吸収されます。強い骨をつくる仲間に加えましょう。

「おすすめ食材」

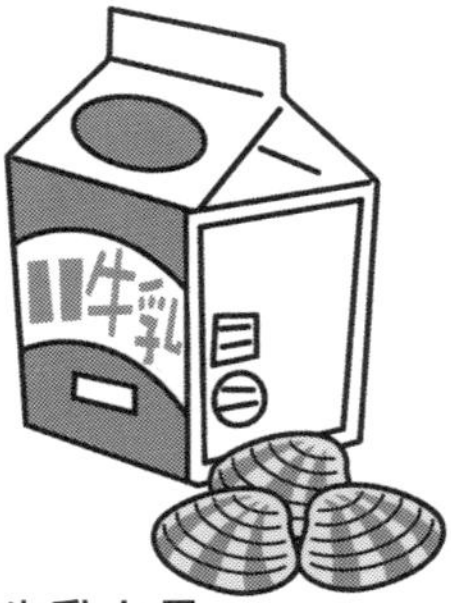

牛乳と貝

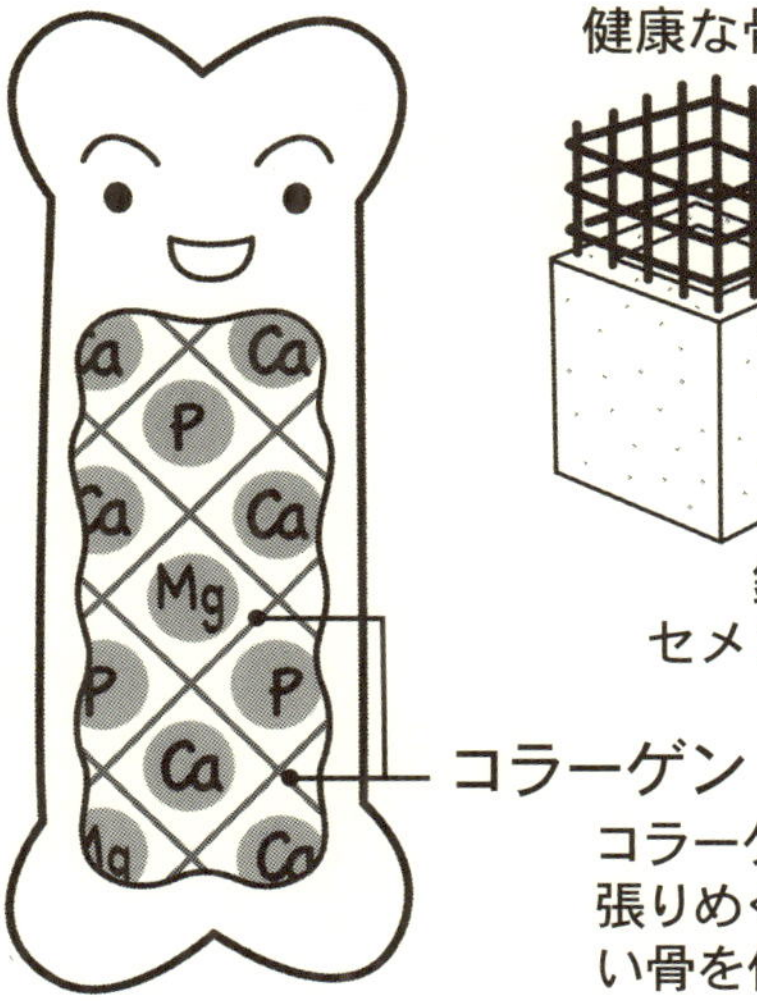

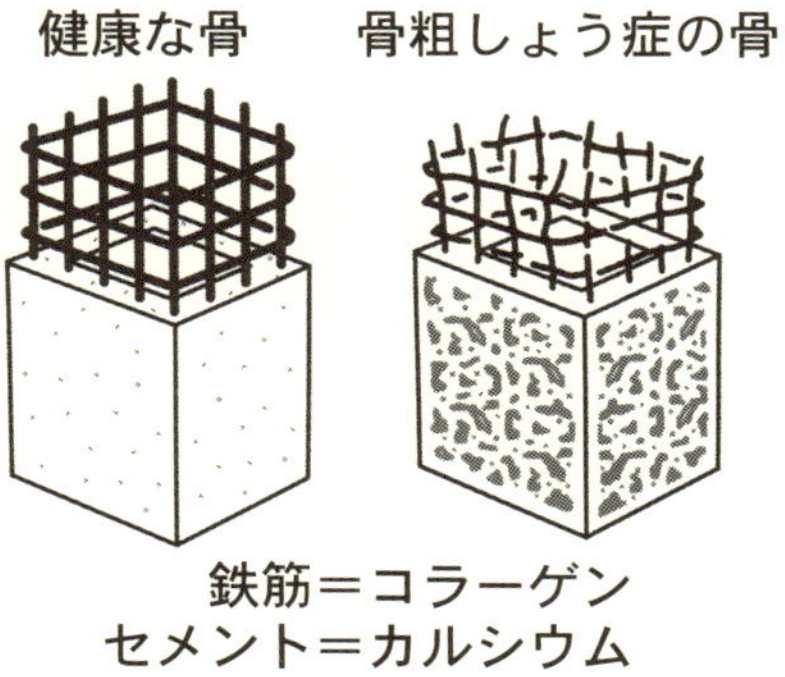

コラーゲンは、網の目のように張りめぐり、骨組みとなって強い骨を作っている。

カルシウムとともに大事なのがコラーゲンです。骨の中のコラーゲンは、その名の通り〝骨組み〟であり、土台。コラーゲンが劣化してもろくなると、どんなにセメント（カルシウム）で固めても強い骨には成り得ません。60代では体内のコラーゲン量が20代と比べて75％も減少しているので、毎日の食事でしっかり補いましょう。体を温めるとコラーゲンがやわらかくしなやかになり活性化するため、温熱療法などの冷え性対策も有効です。適度の**負荷を与える**のも有効です。そのために、**コツコツ骨叩き**（80ページ）や**かかし立ち体操**（83ページ）なども**効果的**。

●「筋肉」の健康

筋肉の健康は、骨粗しょう症のように即腰痛の改善にはつながりませんが、骨を支えるコルセットとして大切な役目を担っています。私の患者さんで「最近は肉をほとんど食べない」という高齢の方もいる一方、同世代でも「肉が大好物」という方もいらっしゃいます。お肉をよく食べる方のほうが、はつらつとして腰痛に悩まされる割合も少ないようです。

肉類には、筋肉の主な材料となる良質のたんぱく質が豊富に含まれています。筋肉量を減らさないためにも、少しずつでも毎日の食事で補給するよう心がけましょう。

「おすすめ食材」

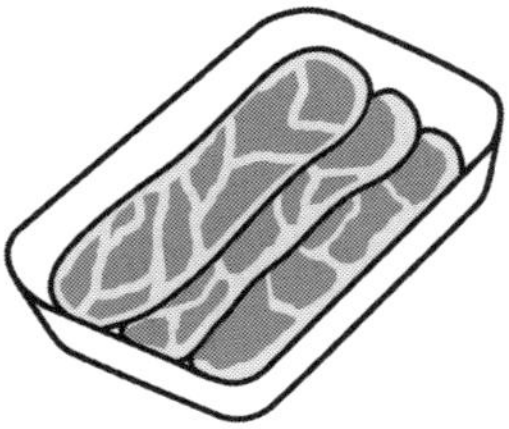

赤身の牛肉

肉類の中でも、「アミノ酸スコア（たんぱく質の栄養価を評価する指標）」が高い**牛肉**がおすすめです。ただし、動物の肉には脂分が多いので、**赤身を選ぶか、もしくはよく煮込んで脂を除去する**ようにしましょう。また、こげた肉は発がん物質が含まれます。その点でも煮込み料理はおすすめといえるのです。

筋繊維の束で構成されている筋肉は、運動をしないとやせ細ってしまいます。しかし、いくつになっても鍛えれば太くなることがわかっています。筋肉には白筋（速筋）と赤筋（遅筋）の2種類がありますが、年を取ると顕著に減少するのは瞬発力の要となる白筋です。高齢になるほど俊敏性が衰えるのは、そのためです。ですから、赤筋はもちろん、白筋の減少を防ぐことも大事です。

運動としては、**スキー体操**（72ページ）**のような2種類の筋肉をバランスよく鍛える運動を日課として行なうとよいでしょう。**

［2種類の筋肉］
〜それぞれの特長〜

白筋

外側の筋肉。赤筋より太く、素早く収縮するため、疲れやすい。瞬発力が必要な力士、短距離走者などに多い。白筋を増やすには、少ない回数でも一度に強い負荷をかける運動が向いている。

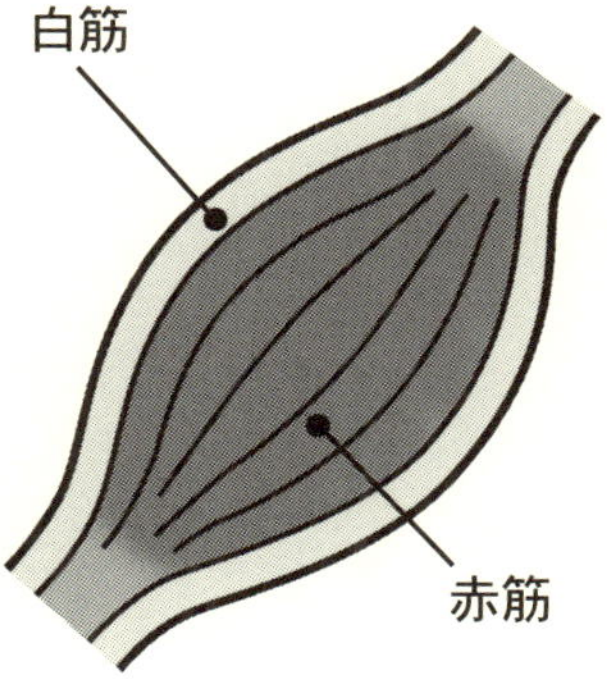

赤筋

内側の筋肉。白筋より細く、収縮はゆっくりだが疲れにくい。マラソンなどの持久力を要する長距離走者などに多い 。赤筋を増やすには、一度に大きな負荷をかけず、回数を多く行なうとよい。

●「血管」の健康

血管は血液に乗せて60兆個の細胞に酸素と栄養を届け、細胞から出された老廃物を受け取る重要な役目を担っています。ところが、骨の老化といえる骨粗しょう症と同じく、血管も加齢により弾力が失われ、硬くなることで**動脈硬化**が進行します。老化した血管はもろくなり、内壁にプラーク（コレステロールの固まり。粥腫《じゅくしゅ》）が張り付き、血流を滞らせます。すると、腰痛を引き起こす発痛物質がスムーズに排出できなくなります。さらに、プラークが破裂してできた血栓が、血流に乗って運ばれ、動脈を詰まらせると、心筋梗塞や脳梗塞などの深刻な病気を招きます。

血管の中を通る血液の健康も大事です。健康な血液はサラサラ流れますが、脂質や糖質の摂りすぎ、ストレスや運動不足、喫煙などが原因でドロドロ血液に変わります。粘度の高い血液は、流れにくく、詰まりやすいため、ますます動脈硬化を進ませます。

「おすすめ食材」

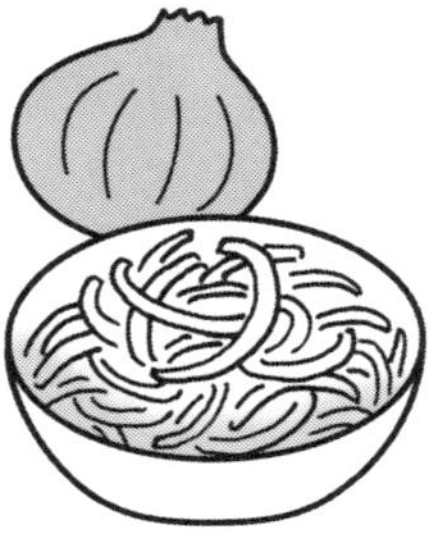

玉ねぎ

そこで、おすすめしたいのが**はちみつ玉ねぎ酢**です。玉ねぎの特有成分・硫化アリルは血液サラサラ効果が高く、酢は赤血球・白血球・血小板などの血液成分を固まりにくくする優れた働きがあります。また、玉ねぎに含まれるグルタチオン酸には、血管を守る作用がありますし、はちみつも血管を丈夫にすることがわかっています。さらに、はちみつに含まれる豊富なビタミン類やミネラル類が玉ねぎや酢の働きを助け、効果アップが望めます。**「玉ねぎ＋酢＋はちみつ」は、血管と血液にとって最良の組み合わせといえます。**適度に体を動かすことも血行促進には有効です。本書にある**腰痛解消メニューのような軽い運動でも毎日続ければ十分な効果が期待**できます。

『はちみつ玉ねぎ酢』

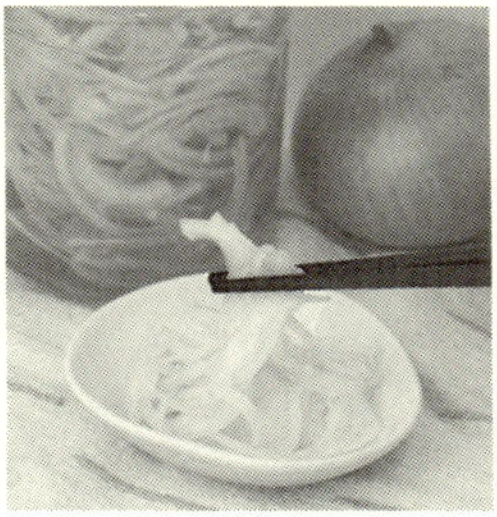

〈材料〉
玉ねぎ……中３個
りんご酢（米酢や黒酢でも可）……500ml
はちみつ……大さじ１
塩……少々

〈作り方〉
1 玉ねぎを薄切りにする。
2 ザルに広げて塩をふり、20～30分おく。
3 サッと水洗いして水気を切る。密封容器に入れ、酢を加える。
4 はちみつを加え、サッとかき混ぜる。冷蔵庫で2～3日おいたら出来上がり。

ポイント
玉ねぎに豊富に含まれる硫化アリルは、切ってからしばらくすると量が増えます。また、水溶性のため、水にさらすと流れ出てしまうので軽く水洗いする程度が◎

●「神経」の健康

神経とは、体中の細胞や組織と連絡を取り合うネットワークのこと。そのまとめ役を神経系と呼びます。神経系には、全身をコントロールする中枢神経と、情報の伝達を行なう末梢神経があります。末梢神経は、運動神経と自律神経の2つがあります。腰痛などの痛みにとくに関わりが深いのは自律神経です。

自律神経には、活動時に活発になる交感神経と、休息時に優位になる副交感神経があります。2つは交互に切り替わって、呼吸や体温維持、血液循環、消化など〝自らの意識で動かせない機能〟を調整しています。1章の42ページから自律神経と痛みの生じるメカニズムについて解説しましたが、痛みが自律神経のバランスを崩し、それにより痛みが慢性化していきます。

「おすすめ食材」

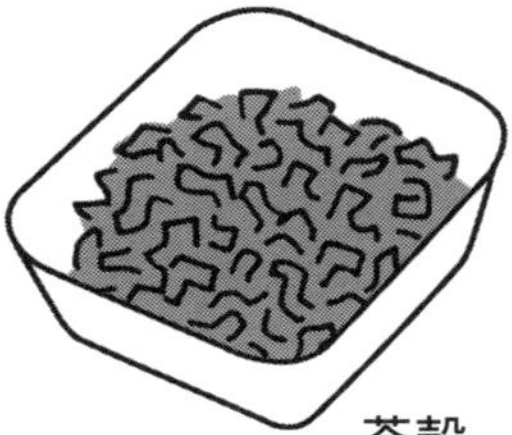

茶殻

神経の健康に役立つ食材は**茶殻**です。お茶を入れたら捨ててしまう茶殻には、実は、たくさんの栄養素が

[茶殻のここがすごい！]

茶殻には茶葉の栄養素が70％も残っています。
捨てるなんてもったいない！

●植物繊維が豊富！

茶葉に含まれる食物繊維は、湯通しされてやわらかく、吸収されやすい。便秘解消にも効果的。

●葉酸を効率よく摂取できる

茶殻は、ほうれん草の5倍以上の葉酸を含有。葉酸を効率よく摂れる食材として大注目！

●さまざまな料理にアレンジ

茶殻はよく絞って水気を切っておく。しょう油をかけておひたし、塩・こしょう・ごま油であえてナムルに。味噌汁、チャーハンに混ぜてもOK。

●ほかにも栄養がたっぷり！

抗酸化作用に優れた「カテキン」、疲労感や眠気をとる「カフェイン」、口臭を防ぎ、血管壁を強化する「フラボノイド」、血圧を下げる「テアニン」など盛りだくさん。

残っています。自律神経の調整に役立つ葉酸もそのひとつ。葉酸は細胞の生産や体の発育を促す、血液をつくるなど多様な効能がありますが、ビタミンB_{12}とセットで働くと、心身をリラックスさせてくれます。また、ホルモンバランスを改善する働きも秀逸。自律神経はホルモンバランスの乱れによって働きが衰えます。体の調整機能を高めるため、葉酸を含む茶殻を上手に活用しましょう。腰痛解消メニューでは、緊張をほぐしてリラックスさせる「ブルブルこんにゃく体操」（90ページ）や呼吸法を取り入れた「背伸ばしドローイン」（96ページ）などが神経の健康に効果的です。

☆コラム☆「サイクリックAMP」を増やして細胞を元気に

『サイクリックAMPと体細胞』は、私が医学博士を取得した研究テーマです。聞きなれない専門用語で難しく感じるかもしれませんが、「サイクリックAMP」とは、細胞の中にある物質のひとつで、最新の研究では、この物質が増加すると、細胞の生まれ変わり（新陳代謝）が高まり、体内の有害物質の排出が促され、生命維持に必要な体内物質の産出が活発になることが確認されています。これは私の持論を説明してくれています。サイクリックAMPを効率よく増やす方法と健康効果をまとめました。

〈サイクリックAMPを効率よく増やすには？〉

・体を動かす。軽い運動でも増加が認められている
・痛みの緩和などに用いられる電気刺激
・体を温めて血行を促す温熱療法や鍼治療
・目標をもって生き生きすることにより基礎代謝が高まり、エネルギー増加にと

もなって増える
・薬を用いて増やすことも可能
〈サイクリックＡＭＰ増加による健康効果とは？〉
・細胞の新陳代謝が高まり、「有害物質の排出＋有用物質の産出」が活発になる
・細胞膜、血管内の掃除をし、血流をスムーズにする
・自律神経・免疫力・ホルモンの３つのバランスを整える
・血液成分の一種・血小板の異常凝集が減少、血栓が取り除かれた報告多数あり

便利な生活が体を老けさせる元凶⁉

「運動は体によい」、「健康のためには運動が必要だ」というのはもはや常識で、誰もが理解しているでしょう。ですから、医師である私があらためて「運動にはたくさんの効用がありますよ」と言うと、「なるほど」と感心はしてくれますが、だからといって「よし、運動を始めよう」というモチベーションにはなかなかなりません。体を動かすのが億劫《おっくう》だからです。

そこで、運動の効用を紹介する前に、〝**体を動かさない危険**〟についてお話ししたいと思います。運動習慣ではなく、運動不足が身に付いてしまっているみなさんには、少々耳の痛いお話かもしれません。

1章でも骨からカルシウムが溶け出す現象を説明しましたが、これは「廃用性症候群」のひとつです。**長い期間、安静にしていると、体の活動能力が徐々に低くなりま**

す。もともとは宇宙飛行士の体に起きた変化で、廃用性障害と呼ばれています。宇宙ステーションの滞在が長期に渡る、つまり、無重力状態が長く続くほど、筋肉が委縮したり、骨からカルシウムが溶け出してもろくなり骨粗しょう症が進んだりすることが問題になっていました。ある宇宙飛行士は骨のカルシウムが20％も失われていたというから驚きです。ただし、これはひと昔前の宇宙飛行士の体験で、現在では無重力空間で筋トレを行なうことが常識となっているようです。

実は、遠い宇宙に行かずとも、廃用性障害は私たちの身近で起こっているのです。一例を挙げますと、**高齢者が寝たきりになった場合、わずか2週間で筋肉の20％が委縮する**とされています。関節の動きも悪くなって、体が自由に動かせなくなることで、ますます体を動かさなくなるという悪循環に陥ります。その影響は全身に波及し、循環器系、呼吸器系、神経系までが徐々に衰えていきます。

私の患者さんからも「年々、体を動かすのが億劫になる」という弱音が聞かれます。実際、運動不足な人ほど高血圧や糖尿病といった生活習慣を抱えやすいのも事実です。

これには、文明が進んだ現代社会の生活環境も影響しています。体をほとんど動かさなくても、不自由なく生活できてしまうからです。たとえば、車のおかげで歩かなくてすむ、狩りや漁をしなくても食事ができる、掃除も洗濯さえも機械がほとんどやってくれる……。

老化を加速させ、生活習慣病を引き起こす運動不足の原因は、私たちが当たり前に享受している〝便利な生活〟にもあったのです。

腰痛予防・改善だけじゃない！　運動8つの効用

便利な生活が体を老けさせるとわかっても、もはや昔の暮らしに戻ることはできません。だからこそ、意識して体を動かさなくてはならないのです。

ここから挙げる8つ以外にも運動の効用は数々あります。みなさんには、どんな変化が現われるでしょう？　楽しみながら、運動習慣を身に付けましょう。

1　体内で余った糖分が消費されやすくなる

糖分の消費にはサイクリックAMPが活躍しています（142ページのコラムを参照）。サイクリックAMPは、細胞の中にある活性物質であり、脂肪を分解する酵素の働きを活発にするとして注目されています。最近の研究で、運動によってこの物質が増加することがわかってきました。その結果、体内に蓄積された栄養分がエネルギーとして消費されやすくなります。このことからも、運動が肥満解消に役立つことは間違いないといいます。

運動量としては、血中の糖が消費され、体脂肪が溶け出してエネルギーとして使われるためには、少なくとも一度に10分以上継続して体を動かすのが効果的です。

2　全身の血管がしなやかに、丈夫になる

血管は心臓や胃と同じ臓器です。血管の内壁を覆う血管内皮細胞をひとかたまりにすると、体内最大の臓器である肝臓よりも大きくなるとされています。

血管内皮細胞は血管を保護する要であり、血管の健康維持に欠くことができない存

在です。この細胞は、サイトカインという情報を脳に伝える物質（情報伝達物質）を出し、ホルモンの分泌や発熱、痛みなどの炎症反応など、健康の土台をつくる作用をコントロールしていると考えられています。しかし、糖・塩・油・酒を摂りすぎると、いわゆる〝〇〇漬け状態（糖化・塩化・油化・酒化）〟になり、血管内にはヘドロ状の〝ゴミタンパク〟が溜《た》まります。この厄介者が血管内壁に付着すると、血流が低下するだけでなく、血管内皮細胞の働きも鈍らせます。その結果、動脈硬化が進行する、静脈瘤《りゅう》や静脈血栓《けっせん》ができるといったトラブルが血管内で生じやすくなります。

運動すると、このゴミタンパクが掃除され、血管内皮細胞の中にあるサイクリックAMPも増加、細胞を元気にしてくれます。

3 血液量が増え、血流が強くなる

心臓を動かす筋肉を心筋と呼びます。心筋が衰えると、心臓が血液を送り出すポンプ機能が低下し、心筋梗塞《こうそく》などの病気を招く一因になります。

筋肉は運動から得られる刺激で太く強くなりますが、心筋も同じで運動することで

[運動で健康な血管＆血液を取り戻そう！]

血管の老化・動脈硬化の進行は、運動や食事などの生活習慣の改善でくいとめられます。

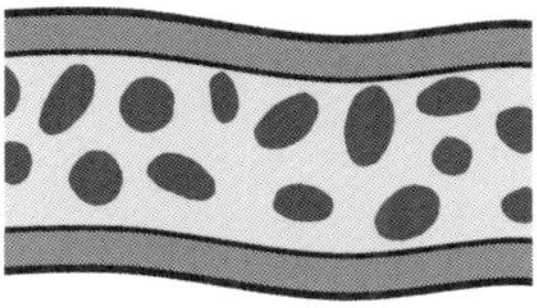

●健康な血管とサラサラ血液
血管そのものがしなやかで弾力に富み、サラサラ流れる血液によって、全身の細胞にくまなく酸素と栄養素が行き渡る。

●動脈硬化が進んだ血管とドロドロ血液
加齢や運動不足、偏った食生活などの影響で、硬くもろくなった血管の内壁にはコレステロールや中性脂肪がたまりやすい。糖質や脂肪の摂りすぎで血液の粘度が増すと、血行不良になりやすい。それが深刻な病気を招くおそれも…。

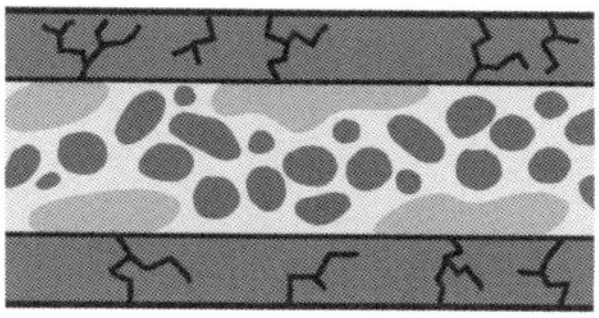

鍛えられ、強化されます。心筋がよく働き、血液量がもっとも多くなるのに効果的な運動強度は、脈拍数が安静時の1・5倍になるくらいが目安です。

ただし、中高年で運動習慣がない方は、最初から胸がバクバクするような強い運動は控え、体に負担の少ない軽い運動から始めましょう。

4 心肺機能がアップし、肺が強くなる

肺の役目は呼吸で取り込んだ空気に含まれる酸素と、体をめぐって集められた二酸化炭素を交換し、新鮮な血液をつくること。運動をすると、肺の周りにある呼吸筋が鍛

えられ、酸素を取り入れる効率が向上、肺活量が増大することがわかっています。

肺そのものが大きくなり、さらに、血管が太く、毛細血管も増えるため、酸素や栄養素が体の隅々に行き渡り、痛み物質などの老廃物をスムーズに処理できるため、疲れにくくなるなどの効果も期待できます。

5 糖尿病を予防・改善に導く

糖尿病は、膵臓《すいぞう》から分泌されるインスリンというホルモンが不足したり、十分に働かないことで起こる病気です。インスリンは血中の糖を細胞に届ける大事な仕事を担っていますが、上手く機能しないと、血液中に糖があふれ、ドロネバ血液となります。血管が甚大なダメージを受け、動脈硬化を進行させ、深刻な合併症を引き起こします。

糖尿病の治療には運動療法が欠かせません。運動をしていると、筋肉組織に糖が取り込まれやすくなり（インスリン感受性が高まる）、エネルギーとして効率よく消費されます。インスリンへの依存も低下するため、膵臓の負担も軽くなります。

しかも、この状態は運動をした翌日まで続くため、1日おきに運動すれば、糖尿病の予防・改善効果が十分に期待できます。

6 血圧をすみやかに下げる

血液が血管の中を通るとき、血管にかかる圧力を血圧といいます。心臓がギュッと縮まって血液を押し出す瞬間、血管への圧力はもっとも大きくなり（収縮期血圧）、力がゆるんで広がるとき、圧力が一番低くなります（拡張期血圧）。

高血圧の怖さは、自覚症状がほとんどなく、長い時間をかけてじわじわと血管を衰えさせることです。やがて、動脈硬化から心臓病、脳卒中を招き、最悪の場合は命を落とす危険さえあるのです。

運動をすると、血圧は一時高まりますが、運動を終えた後は血圧がすみやかに下がり、安定します。高血圧にも運動は有効といえます。ただし、筋トレなどの無酸素運動ではなく、ウォーキングや水泳など酸素を取り込んで脂肪を燃やす有酸素運動が適しています。新鮮な酸素が細胞に補給されるので、細胞の活性化も望めます。

[自分に合ったストレス解消法を見つけましょう！]

厚生労働省のストレスに関する調査では、全体の46.5％（男性は42.2％、女性は50.3％）が悩みやストレスを抱えているという結果が出ています。疲れを感じたら体を動かしてリフレッシュしましょう。

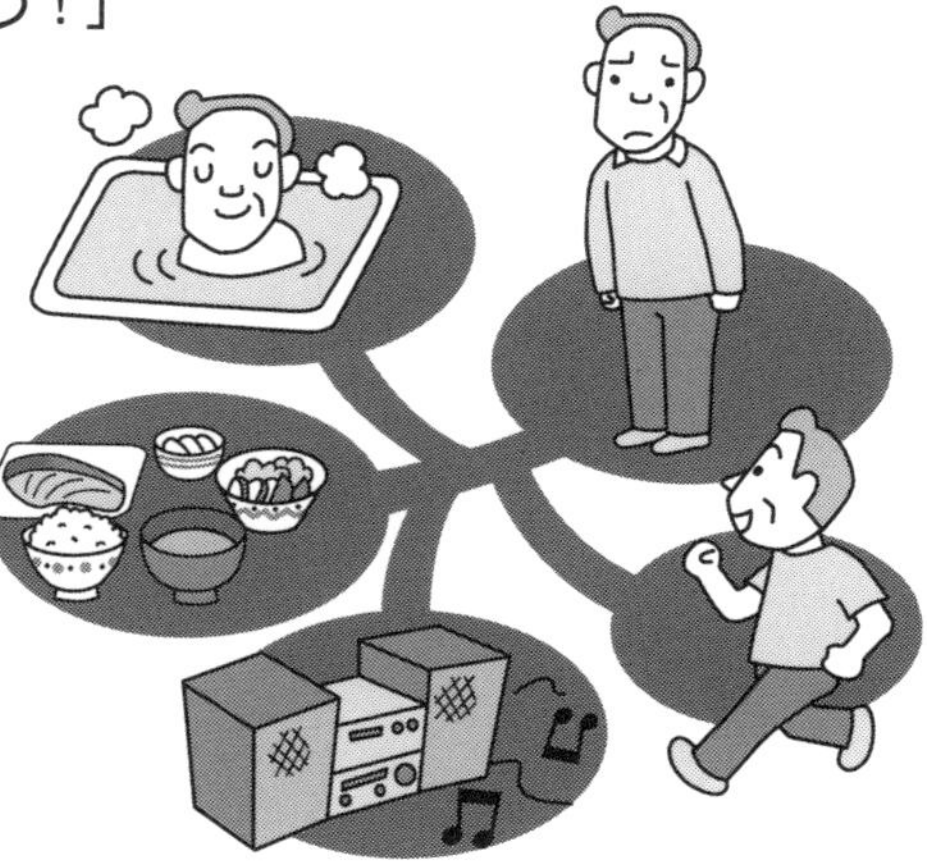

7 貧血を改善する

貧血によるめまいやふらつきに悩む女性は少なくありません。血液が少ない＝貧血と勘違いしている人も多いですが、正しくは、酸素を運べる赤血球（ヘモグロビン）が足りないのです。鉄を含む赤い色素・ヘモグロビン濃度が低い状態といえます。この濃度は高齢になるほど低くなることが知られていますので、症状を見過ごさないよう気をつけましょう。

運動を行なうと、骨髄の造血作用が増大するため、貧血が改善されます。さらに、適度に体を動かすことで、内臓機能が回復し、鉄分の吸収作用も高まります。

8 ストレス解消につながる

ストレスは交感神経の緊張状態が続くことで、蓄積されていきます。運動をして、その緊張を解いてやるのが近道です。ストレスが軽減されると体内の活性酸素が減少し、自律神経のバランスも整います。私はここにもサイクリックＡＭＰが関わっていると考えています。

立つ・座るといった日常動作でも、腰には体重の２・５倍もの負荷がかかり、骨や腱も相当の負担を強いられます。また、お腹周りに贅肉《ぜいにく》がつくと、反り腰になりやすく、腰痛と椎間板にも悪影響を及ぼします。肥満は腰痛の大敵ですから、一方で、やせることは腰痛改善の原動力になり得ます。食事を極端に制限するなどの方法は、ストレスが溜まって痛みを増幅させることもあるので、有酸素運動と２章で紹介した腰痛解消メニューを組み合わせるなど、自分にあった運動で、無理なく楽しいダイエットを目指しましょう。

できることを、できる範囲で

この本を手に取られたみなさんは、「自分の力で腰の痛みをなんとかしたい」と前向きに取り組まれると思います。2章で紹介している腰痛解消メニューは簡単なものばかりですが、無理は禁物です。ついつい頑張ってしまうのは、真面目な日本人の国民性なのでしょうか。一生懸命になりすぎて、ヘトヘトに疲れてしまったり、腰以外に痛みが出たり、ときにはケガをする心配もあります。最初から飛ばしすぎると、結局、運動習慣は身に付きませんよ。

できることを、できる範囲で実践しましょう。また、風邪の引き始めや寝不足でだるいといったふうに体調が万全でないときは、無理に運動するのではなく、軽いストレッチや呼吸法などに切り替えましょう。少しでも体を動かせば達成感が得られますし、**心身をリラックスさせてくれます**。次のページで**手軽な呼吸法**を紹介していますので、「疲れたなぁ」と感じたら、ぜひ試してみてください。

座って深呼吸

〝吸って〜、吐いて〜〟をゆっくり、ゆったりと！

口を閉じ、鼻から大きく息を吸い込む。このとき、胸ではなくお腹に空気を溜めるイメージをもつのがコツ。

椅子に深く腰掛け、力を抜いて楽な姿勢をとる。おちょぼ口で少しずつ、ゆっくりとお腹がぺったんこになるまで息を吐く。

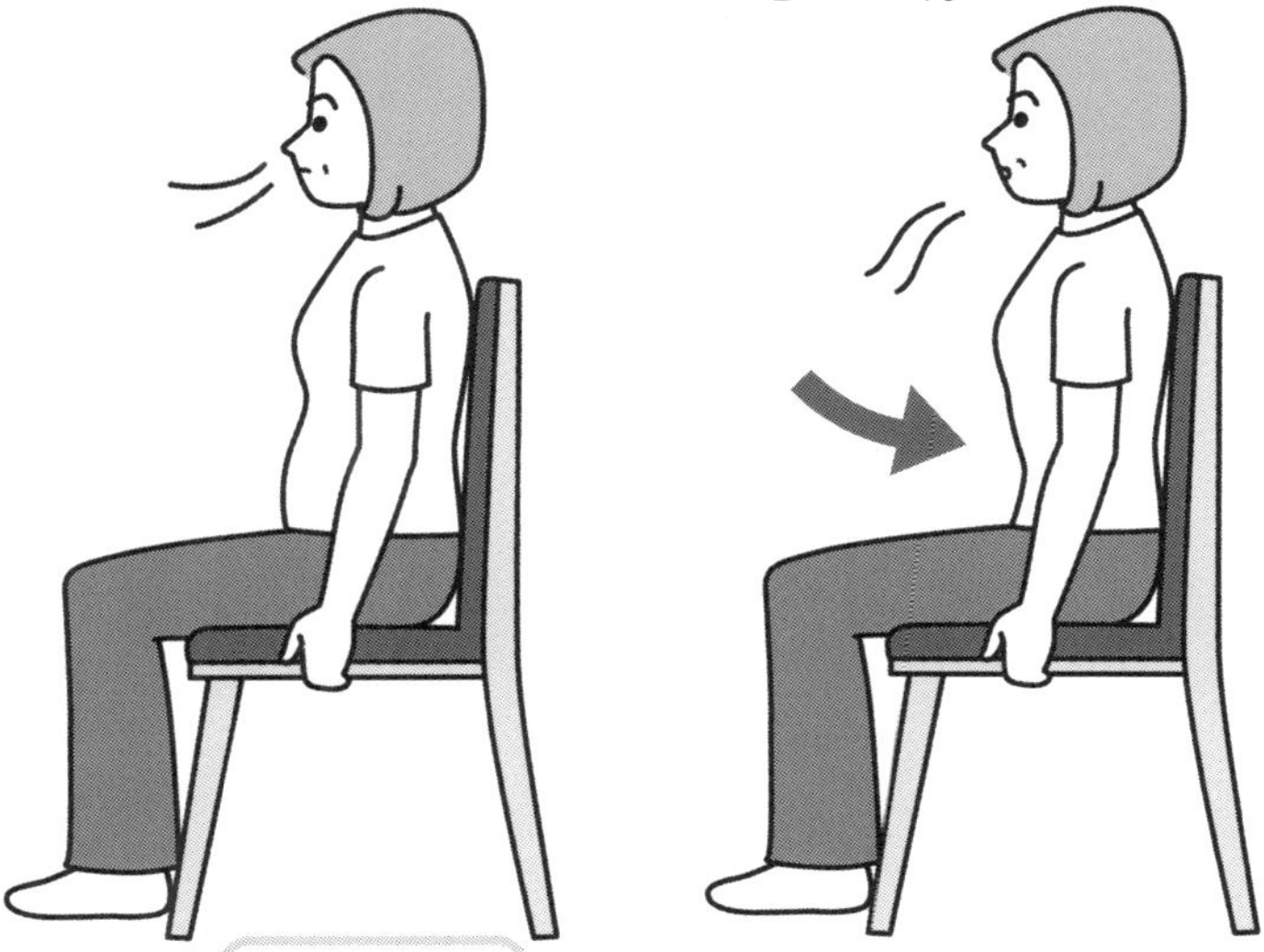

ポイント

深呼吸は3〜7回を目安にくり返します。座ったままできるので、仕事の息抜きになりますし、テレビを観ながらでもOK！立ち姿勢で行なうときは背中が丸まらないよう気をつけましょう。

60歳から始めたい！ 周東流〝動く体〟をつくる生活習慣7カ条

「体の動きをよくする生活習慣」は、私が講演などでよくお話しするテーマです。覚えやすいように7カ条にまとめましたので、日々の暮らしに取り入れてください。

第1条 目覚めたら、布団の中で手足スリスリで刺激する

朝、布団から出る前に、両手のひら、両足の裏をしばらくすり合わせます。この刺激で交感神経が目覚めます。睡眠中は副交感神経が支配し、リラックス状態を保っているため、急に起き上がると、交感神経が慌てて血圧を上昇させ、心臓に負担をかけます。手足スリスリは発作を防ぐ効果もあるので、朝の習慣にしましょう。

第2条 足の指圧マッサージで歩ける体をつくる

いつまでも歩ける体をつくるには、足の指圧マッサージがおすすめ。丹念なマッサージにより血行がよくなり、細胞の生まれ変わり（新陳代謝）が促されます。とくに

足の裏は全身のツボが集中しているので、丁寧にほぐしてあげましょう。手の指を足の指の間に挟んでグルグル回す、握りこぶしで足裏をコツコツ叩いて刺激するといったマッサージが効果的。

第3条　目と耳の健康に注意を払う

「年だからしかたない」と目と耳の健康をあきらめていませんか？　視力や聴力が低下すると、体の動きも鈍くなります。ものが見えづらい、耳鳴りがするなどは、老化のサイン。早めに専門医に診てもらいましょう。

第4条　お風呂には毎日入るべし

病を招く生活上の不摂生は、過労・睡眠不足・風邪・ストレス・不潔の5つです。そのうち、不潔がお風呂に関係しています。私たちの体には病気の元となる無数の菌がついています。1日の終わりに入浴すると、菌を洗い流すことができるのです。さらに、湯船で体を温めると、血行がよくなる、新陳代謝が活発になる、交感神経が緩んで緊張がほぐれる、ストレス解消など、よい変化が現われます。湯上がりに、冷たい水を足にかけると、自律神経が刺激され、交感神経と副交感神経の切り替えがスムーズになります。全身に水をかぶる人もいますが、これは控えたほうが無難です。

第5条　朝、歯を磨いて一杯の水を飲む

目覚めたら、歯を磨いて一杯の水を飲みましょう。一晩胃に溜まっていた古い胃液が洗い流され、胃が刺激されて食欲が出ます。すると、大腸の働きもよくなり、排便が促されます。毎朝の小さな心がけが快食快便に導いてくれるのです。

第6条　好きな食べ物は4割カットすべし

好き嫌いがなくても、好物は食べすぎてしまいます。栄養の偏りを防ぐためにも、好きな食べ物は4割カットを心がけると、ダイエットにも役立ちます。

第7条　1日に一度は神経集中できる時間をもつ

体の働きをよくするには心身のバランスがとても大切です。それには、体の健康と同じくらい心のケアも必要です。1日に一度、10分から20分程度、心を静めて神経を集中できる時間をもつと、ストレスも緩和され、心身のバランスも整います。

☆コラム☆筋肉には「健康ホルモン」のスイッチをオンにする働きも

適度な運動による筋肉痛という生体反応（マクロファージが集まってきてシグナルを出す）が、インスリンホルモン、成長ホルモン、甲状腺ホルモン、副腎皮質・髄質ホルモン、性ホルモンといった体内ホルモン（「健康ホルモン」）の分泌を活性化することがわかってきています。

筋肉は体内ホルモンを分泌するスイッチの役割を担っていて、このスイッチをオンにするには軽い筋肉痛が起こるくらいの運動が適しているのです。

ただし、筋肉痛は筋肉の炎症なので、運動後20分くらいまでの間に筋肉に栄養や酸素を与えるようにしてください。あるいは、食事前の5分間筋トレもおすすめです。本書にある筋トレのメニューを利用してもいいでしょう。

運動のバランスを考えて筋肉を使うことも大事です。運動には大きく分けると、瞬間的に比較的強い筋肉の力を必要とする無酸素運動と、継続的に比較的弱い力を使う有酸素素運動があります。どちらも筋肉トレーニングには必要な運動ですが、筋肉痛を癒すためには、筋肉に酸素を与える有酸素運動も加えると有効です。

自分で治せる！ 腰痛解消18のメニュー

2015年4月30日　第1刷発行

著　者———周東　寛

発行人———杉山　隆

発行所———コスモ21
〒171-0021　東京都豊島区西池袋2-39-6-8F
☎03(3988)3911
FAX03(3988)7062
URL http://www.cos21.com/

印刷・製本——中央精版印刷株式会社

定価はカバーに表示してあります。

ISBN978-4-87795-311-9 C0030